Yeswanth J.
Jothi Lakshmi R.
Devi Raman

Tecnologia de medicamentos à base de plantas

Yeswanth J.
Jothi Lakshmi R.
Devi Raman

Tecnologia de medicamentos à base de plantas

Plantas utilizadas para o anti-envelhecimento

ScienciaScripts

Imprint

Any brand names and product names mentioned in this book are subject to trademark, brand or patent protection and are trademarks or registered trademarks of their respective holders. The use of brand names, product names, common names, trade names, product descriptions etc. even without a particular marking in this work is in no way to be construed to mean that such names may be regarded as unrestricted in respect of trademark and brand protection legislation and could thus be used by anyone.

Cover image: www.ingimage.com

This book is a translation from the original published under ISBN 978-620-7-45528-7.

Publisher:
Sciencia Scripts
is a trademark of
Dodo Books Indian Ocean Ltd. and OmniScriptum S.R.L publishing group

120 High Road, East Finchley, London, N2 9ED, United Kingdom
Str. Armeneasca 28/1, office 1, Chisinau MD-2012, Republic of Moldova, Europe
Printed at: see last page
ISBN: 978-620-7-34151-1

Copyright © Yeswanth J., Jothi Lakshmi R., Devi Raman
Copyright © 2024 Dodo Books Indian Ocean Ltd. and OmniScriptum S.R.L publishing group

Yeswanth. J

Sra. R. Jothi Lakshmi

Sr. S. Kalaivanan

Tecnologia de medicamentos à base de plantas

Cosméticos à base de plantas utilizados para plantas anti-envelhecimento

Conteúdo

INTRODUÇÃO DE MEDICAMENTOS À BASE DE PLANTAS E COSMÉTICOS

- Desde a antiguidade, os medicamentos à base de plantas - que são feitos a partir de plantas ou de extractos de plantas - têm desempenhado um papel importante na medicina tradicional. A fitoterapia tem sido utilizada para fins terapêuticos há milhares de anos; as espécies vegetais têm sido utilizadas pelas sociedades de todo o mundo pelos seus benefícios medicinais. À medida que as pessoas procuram terapias complementares e alternativas à medicina tradicional, tem-se registado um aumento recente do interesse pelos medicamentos à base de plantas.

- Os medicamentos à base de plantas incluem materiais naturais como folhas, raízes, cascas, flores e sementes; cada um destes elementos contém compostos bioactivos específicos que podem ter vantagens para a saúde. Muitas vezes, estas substâncias têm qualidades terapêuticas. Estas qualidades podem ser antibacterianas, analgésicas, anti-inflamatórias ou antioxidantes. Muitos consideram que os medicamentos à base de plantas são menos agressivos para o organismo e têm menos efeitos secundários do que os medicamentos sintéticos.

- À medida que o aspeto holístico da saúde e o significado de infundir a sabedoria antiga nos métodos médicos contemporâneos se tornam cada vez mais evidentes, os medicamentos à base de plantas têm sido incluídos no tratamento convencional. Foram desenvolvidos extractos e fórmulas normalizados de tratamentos à base de plantas como resultado de estudos científicos, que estabeleceram a eficácia destes remédios. Com o estabelecimento de regulamentos para o seu fabrico, garantia de qualidade e segurança, as agências reguladoras começaram também a reconhecer a importância dos medicamentos à base de plantas.

- À medida que os medicamentos à base de plantas se tornam mais amplamente utilizados, apoiam uma abordagem mais completa e centrada no doente relativamente aos cuidados de saúde. Os medicamentos à base de plantas têm o potencial de melhorar a saúde geral, bem como de tratar uma variedade de doenças, combinando os melhores aspectos da medicina convencional e alternativa. As gerações futuras beneficiarão da investigação em curso dos medicamentos à base de plantas, o que também cria novas oportunidades para a descoberta de medicamentos e sublinha o valor da conservação dos conhecimentos tradicionais.

PROPRIEDADES IDEAIS DOS MEDICAMENTOS À BASE DE PLANTAS

A segurança, a eficácia, a consistência, a repetição, os efeitos adversos mínimos, a compatibilidade com o tratamento convencional, o abastecimento sustentável e a rotulagem inequívoca para uma dosagem exacta são qualidades desejáveis dos medicamentos à base de plantas.

VANTAGENS:

- **Origem natural: As** pessoas que procuram terapias naturais podem achar os medicamentos à base de plantas intrigantes, uma vez que são maioritariamente derivados de plantas, com o mínimo de componentes sintéticos ou químicos.

- **Menos efeitos adversos:** Os tratamentos à base de plantas têm frequentemente menos efeitos adversos registados do que alguns medicamentos sintéticos, o que pode torná-los mais amigos do corpo.

- **Rico em fitoquímicos:** Os componentes bioactivos encontrados nas ervas, como os flavonóides, polifenóis e antioxidantes, podem ter efeitos positivos na saúde.

- **Custo-efetivo:** Em comparação com algumas soluções farmacêuticas, os medicamentos à base de plantas podem ser mais económicos, oferecendo alternativas de cuidados de saúde facilmente acessíveis.

- **Sustentabilidade ambiental:** No que diz respeito ao ambiente, cultivar e colher ervas para uso medicinal pode ser mais sustentável do que fabricar medicamentos sintéticos.

DESVANTAGENS

Apesar de serem considerados substitutos naturais, os medicamentos à base de plantas podem ter inconvenientes. Os tratamentos à base de plantas levantam uma série de problemas, incluindo a falta de normalização, a heterogeneidade da composição, o risco de reacções adversas e a escassez de dados científicos que comprovem a eficácia e a segurança. É igualmente importante consultar um profissional de saúde antes de utilizar os medicamentos à base de plantas, uma vez que podem existir interacções com os produtos farmacêuticos convencionais.

COSMÉTICOS À BASE DE PLANTAS

Com a sua adoção da capacidade de cura da natureza para melhorar e nutrir a pele, os cosméticos à base de plantas marcam uma mudança de paradigma no negócio da beleza. Os cosméticos à base de plantas aproveitam o poder dos ingredientes à base de plantas para criar um equilíbrio saudável entre bem-estar e beleza, em contraste com os cosméticos convencionais que estão repletos de ingredientes artificiais. Estas misturas totalmente naturais são inspiradas na medicina tradicional, que valorizava as plantas e as ervas pelas suas qualidades curativas. Com cada vez mais pessoas à procura de alternativas que dêem prioridade à sustentabilidade e à saúde, o advento dos cosméticos à base de plantas representa um regresso à sabedoria tradicional. Conhecidos pelas suas propriedades calmantes, anti-inflamatórias e revitalizantes, estes produtos contêm frequentemente ervas como a camomila, a curcuma, o neem e o aloé vera. Devido ao seu baixo processamento químico e à ausência de produtos químicos perigosos, os cosméticos à base de plantas satisfazem a crescente procura dos consumidores por produtos amigos do ambiente. O foco na sustentabilidade está em linha com os ideais modernos e apela a uma base de clientes atenciosa que se preocupa com os efeitos no ambiente, bem como com a sua própria saúde pessoal. Para além disso, os cosméticos à base de plantas oferecem uma abordagem abrangente à beleza, ao abrangerem as diferentes necessidades dos diferentes tipos de pele. Não só melhoram a aparência, como também apoiam a saúde geral da pele e promovem uma tez brilhante de dentro para fora. A tendência para produtos de beleza naturais e saudáveis reflecte-se no significativo potencial de desenvolvimento do sector dos cosméticos à base de plantas. Os cosméticos à base de plantas destacam-se como uma opção atractiva, colmatando a lacuna entre a sabedoria convencional e a inovação de ponta nos cuidados da pele, uma vez que os consumidores valorizam mais a autenticidade e a pureza.

VANTAGENS DA COSMÉTICA À BASE DE PLANTAS

- **Substâncias naturais: Uma** vez que as substâncias à base de plantas são utilizadas em menores quantidades do que as sintéticas ou químicas, os cosméticos à base de plantas podem ser mais suaves para a pele.

- **Chance mínima de irritação:** Em comparação com os produtos com químicos agressivos, os cosméticos à base de plantas têm frequentemente uma menor probabilidade de produzir irritação da pele ou reacções alérgicas devido à sua composição natural.

- **Rico em nutrientes**: Os extractos de plantas, que são frequentemente utilizados em cosméticos à base de plantas, são uma boa fonte de vitaminas, minerais e antioxidantes que ajudam a apoiar e a nutrir a saúde da pele e do cabelo.

- **Características anti-inflamatórias**: Muitos componentes à base de plantas têm características anti-inflamatórias inerentes que ajudam a relaxar e a acalmar a pele, o que os torna bons para a pele oleosa ou sensível.

- **Saúde da pele a longo prazo:** Ao combinar substâncias naturais que apoiam as funções naturais da pele, a utilização regular de cosméticos à base de plantas pode ajudar a manter a saúde da pele a longo prazo.

DESVANTAGENS DOS COSMÉTICOS À BASE DE PLANTAS

Embora sejam frequentemente considerados naturais e benignos, os cosméticos à base de plantas podem ter vários inconvenientes. Estas podem incluir a possibilidade de reacções alérgicas, variações na eficácia dos extractos naturais de plantas e uma escassez de dados científicos que comprovem as suas alegações em relação às alternativas sintéticas. Alguns elementos à base de plantas podem também provocar reacções cutâneas ou interagir negativamente com medicamentos específicos. Obtenha sempre aconselhamento médico de um dermatologista ou de outro profissional de saúde antes de utilizar cosméticos à base de plantas, especialmente se tiver alergias ou problemas de pele que necessitem de ser tratados.

SOBRE O ANTI-ENVELHECIMENTO

Inverter ou retardar o processo de envelhecimento é o principal objetivo do anti-envelhecimento. Entre as estratégias contam-se as intervenções médicas, as escolhas de um estilo de vida saudável e os cuidados com a pele. A saúde da pele é influenciada pela proteção solar, por uma dieta saudável e pelo exercício frequente. Há quem procure produtos anti-envelhecimento que incluam retinóides ou antioxidantes. A investigação científica investiga possíveis intervenções celulares. Embora o envelhecimento seja um processo natural, estes métodos tentam manter uma aparência jovem e melhorar o bem-estar. Antes de utilizar quaisquer novos tratamentos ou produtos, aconselhe-se sempre com um profissional. Elementos extrínsecos e endógenos trabalham em conjunto para influenciar o complicado processo biológico de envelhecimento da pele. Nos últimos anos, foram criadas inúmeras técnicas anti-envelhecimento devido à convicção de que uma das principais variáveis que indicam o "bem-estar" geral e a perceção de "saúde" de um indivíduo é a saúde e a beleza da sua pele. Este artigo pretende analisar as principais técnicas anti-envelhecimento utilizadas atualmente pelos dermatologistas, tais como medidas preventivas, técnicas cosméticas, agentes medicinais tópicos e sistémicos e procedimentos invasivos. No que diz respeito às doenças crónicas, o envelhecimento é o maior fator de risco. Alguns biomarcadores associados ao envelhecimento incluem a perda da função mitocondrial, da proteostase e da capacidade regenerativa das células estaminais; a produção persistente e incontrolável de espécies de oxigénio reactivas e moléculas pró-inflamatórias do fenótipo secretor associado à senescência; a erosão dos telómeros; alterações da cromatina e da epigenética; e a perda do controlo de qualidade do ARN. A proteína quinase activada por AMP e as enzimas relacionadas com o regulador da informação de silenciamento 2 são exemplos das vias metabólicas anti-envelhecimento ou pró-longevidade, enquanto a insulina/IGF-1 e o alvo pró-envelhecimento da rapamicina nos mamíferos são regulados positivamente. Os produtos químicos fenólicos derivados de plantas são um aliado útil na promoção deste processo de envelhecimento saudável. São ideais para tratar, prevenir e travar o avanço de vários tipos de doenças devido à vasta gama de características bioactivas que possuem. Assim, as substâncias que provaram ter propriedades anti-envelhecimento podem constituir pontos de partida adequados para medicamentos que estão a ser criados para tratar uma série de doenças relacionadas com a idade. Um grande número de investigações demonstrou a eficácia destas substâncias em doenças neurodegenerativas frontais, que incluem a doença de Parkinson, a doença de Alzheimer, doenças cardiovasculares e perturbações que afectam o sistema locomotor, tanto in vitro como in vivo. Além disso, estudos demonstraram que os compostos fenólicos podem contrariar os efeitos extrínsecos da radiação UV na pele, bem como os efeitos intrínsecos do envelhecimento. Devido à sua acessibilidade, segurança e eficácia, bem como à sua sustentabilidade e respeito pelo ambiente, os materiais naturais estão a ganhar popularidade entre os consumidores para utilização em formulações de produtos dermatológicos e cosméticos. As variáveis extrínsecas e intrínsecas do envelhecimento causam uma deterioração das capacidades fisiológicas e reguladoras humanas com a idade, incluindo a vigilância imunológica, a termorregulação, a deteção imunológica, a proteção ambiental e mecânica, a regulação da humidade e a síntese de vitamina D. Os principais indicadores clínicos do envelhecimento da pele incluem a secura da pele, a aspereza, as rugas, a perda de elasticidade e a diminuição da formação da matriz extracelular dérmica (colagénio, ácido hialurónico e elastina). Por outro lado, os compostos naturais anti-envelhecimento, como as vitaminas, os antioxidantes, os hidroxiácidos que aclaram a pele, as barreiras lipídicas que reparam a pele e os agentes hidratantes, proporcionam vantagens surpreendentes à pele. Componentes-chave, componentes úteis, botânicos potentes, As principais classificações dos ingredientes naturais e orgânicos para os cuidados da pele são os botânicos activos, os aromáticos, os compostos funcionais, os ingredientes de base e os aditivos.

1. BASIL

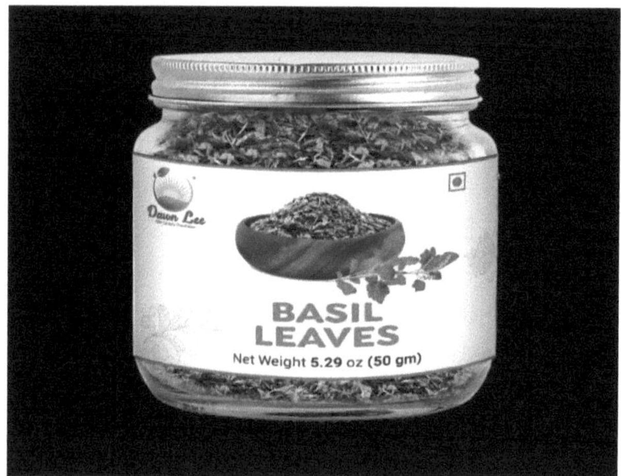

Fontes biológicas: Obtido a partir das folhas da planta herbácea anual Ocimum basilicum L., por vezes conhecida como manjericão doce, que cresce até 100 cm de altura.

Família: Lamiaceae

Partes utilizadas: folhas

Constituintes químicos: Terpenos, fenilpropanóides, álcoois e aldeídos foram documentados como componentes significativos dos óleos essenciais. A composição dos óleos essenciais é influenciada por vários factores, como a localização, as condições de crescimento, as cultivares, as práticas de gestão agronómica, a variação sazonal, a colheita, a secagem e as técnicas de processamento. As condições de campo podem afetar a produção e a qualidade dos óleos essenciais produzidos pelas plantas de manjericão. Os dois principais compostos fenólicos do manjericão são os ácidos fenólicos e os flavonol-glicosídeos.

Descrição: As suas folhas são esféricas, um pouco em forma de taça, e curvam-se para formar um ponto na ponta de caules quadrados que crescem em lados opostos. Embora alguns tipos tenham uma folhagem avermelhada ou arroxeada, a maioria das folhas é de cor verde brilhante.

Utilizações: O manjericão é frequentemente utilizado para tratar uma variedade de problemas de estômago, incluindo obstipação, diarreia, gases intestinais, perda de apetite e espasmos.

2. CINNAMON

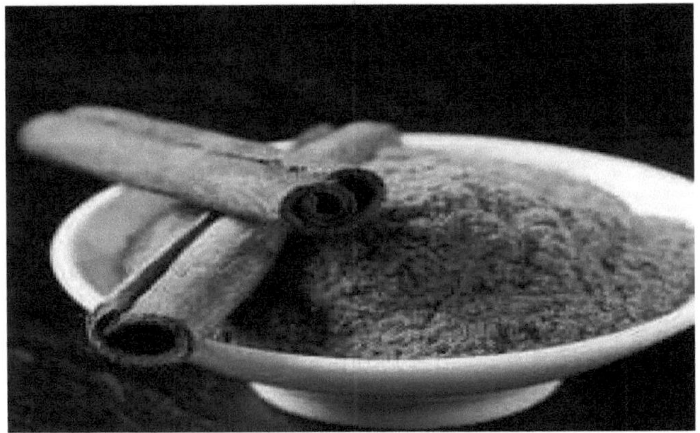

Fontes biológicas: É obtido a partir da casca seca de "Cinnamomum Zeylanicum"

Família: Lauraceae

Partes utilizadas: cascas e folhas

Constituintes químicos: É um óleo volátil do grupo dos aldeídos. Os principais constituintes activos são o Cinamaldeído. O óleo essencial é composto por derivados de fenilpropano. Eugenol (5-10%), Benzaldeído, Cariofileno.

Descrição: A canela tem um sabor doce, amadeirado e ligeiramente limonado. O seu sabor picante é frequentemente comparado com o poderoso toque do cravinho.

Utilizações: Estimulante, anti-bacteriano, anti-fúngico, anti-sético, carminativo, também utilizado como especiaria, desnitrificante e perfumante

3. GINGER

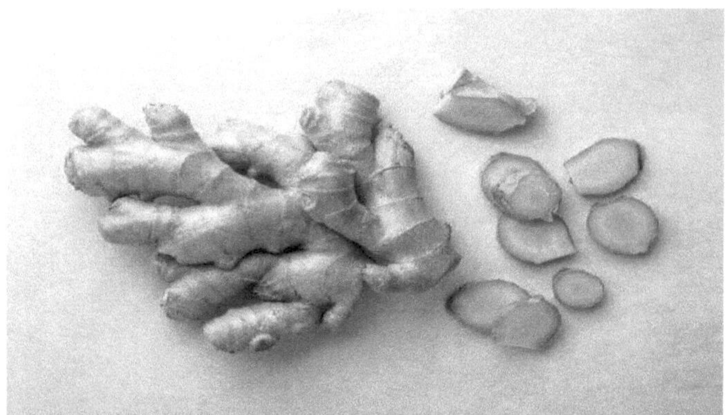

Fontes biológicas: É obtido a partir dos rizomas secos de "Zingiber Officinale"

Família: Zingiberaceae.

Partes utilizadas: Raiz ou rizomas

Constituintes químicos: O gengibre é composto por amido, 5-8% de substância resinosa pungente e 1-2% de óleo volátil. O cheiro aromático do medicamento é causado pelo óleo volátil, enquanto a substância oleosa amarelada conhecida como gingerol, que não tem cheiro, é o que lhe dá o seu sabor picante. Os hidrocarbonetos sesquiterpénicos, como o α-zingiberol, o α-bisaboleno, o α-farneseno e o α-sesquiphellandrene, bem como o álcool α-sesquiterpénico, constituem o óleo volátil. Alguns ingredientes, como o shogaol e a gingerona, são menos fortes. Os rizomas frescos não contêm shogal, que é um subproduto da desidratação do gingerol.

Descrição: O caule subterrâneo do gengibre, espesso, retorcido e de cor bege, é designado por rizoma. Com as suas folhas verdes longas e estreitas, com nervuras, e flores brancas ou verde-amareladas, o caule atinge uma altura de cerca de 30 cm acima do solo.

Utilizações: O gengibre é utilizado como carminativo, condimento, agente aromatizante, estimulante aromático, espasmolítico, inotrópico positivo e antiemético. É utilizado para doenças desagradáveis do estômago, constipações, tosse, asma, espasmos de vómito, cólicas flatulentas e dispepsia. É também utilizado como adjuvante em diversos tratamentos tónicos e estimulantes. Mastigar a raiz de gengibre alivia a dor de garganta, a rouquidão e a perda de voz.

4. GINGKO

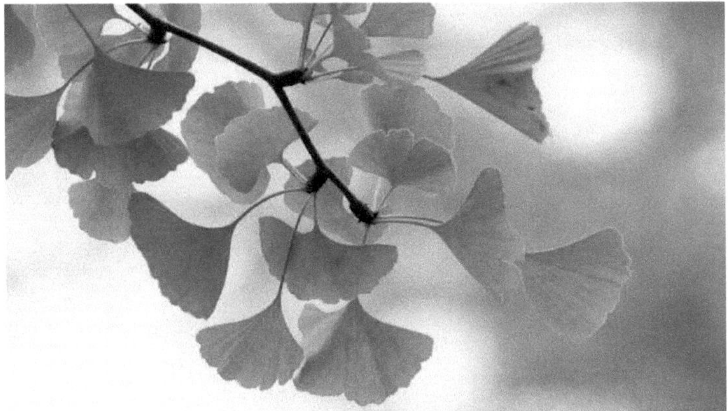

Fontes biológicas: O Ginkgo biloba é uma árvore dioica da qual se colhem as folhas.

Família: Ginkgoaceae.

Partes Utilizadas: Folhas verdes secas.

Constituintes químicos: Os flavonóides e as lactonas diterpénicas são agentes medicinais. O grupo butil terciário e seis anéis de 5 membros, que incluem um sistema espirononano, uma porção tetrahidrofurânica e três grupos lactónicos, constituem a estrutura em gaiola de cinco lactonas diterpénicas, as ginkgolidas A, B, C, J e M, que foram caracterizadas. Como estas substâncias só interagem com o recetor do fator de ativação plaquetária (PAF), sabe-se que têm efeitos muito particulares. O sesquiterpeno bilo-balida possui um grupo butilo terciário; não está provada a ação antagonista do PAF desta molécula.

Descrição: As folhas são bilobadas, com uma fina venação em forma de leque que se estende de cada lóbulo triangular. Todo o bordo da folha glabra e peciolada está presente.

Utilizações: São atribuídas ao ginkgo propriedades antiasmáticas e broncodilatadoras. Certos extractos de folhas são utilizados para tratar vertigens, enxaquecas, ansiedade e apatia em pessoas idosas que apresentam sinais de perda de memória a curto prazo, perda de audição e perda de atenção. Estes extractos são também utilizados para melhorar a circulação periférica e cerebral.

5. ASHWAGANDHA

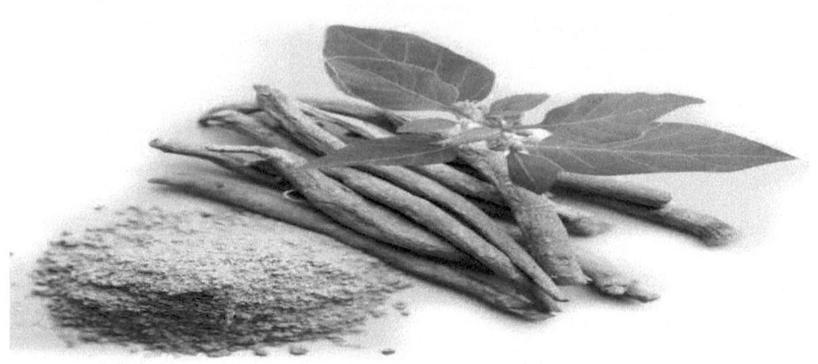

Fontes biológicas: A planta Withania somnifera, da qual a ashwagandha é derivada, é utilizada na medicina ayurvédica para aliviar a ansiedade, a fadiga e o stress.

Família: Solanaceae

Partes utilizadas: Raízes e caule secos

Constituintes químicos: Juntamente com a somnífera, pseudowithanina, tropina e pseudo tropina, higrina, isopelederina, anaferina, anahygrina e lactonas esteróides, o alcaloide primário encontrado nas plantas é a withanina. Os withanolídeos, um termo popular para a lactona esteroide, encontram-se nas folhas.

Descrição: Esta planta cresce baixo, geralmente não mais do que 1-2 pés, mas ocasionalmente atinge até 6 pés. Embora possa ser cultivada como uma planta anual, é uma planta perene. A lanterna chinesa e a cerejeira-da-terra são semelhantes às plantas e aos frutos. As raízes jovens apresentam-se em segmentos de comprimento variável, rectas, não ramificadas e cónicas. Geralmente localizadas 5-12 mm abaixo da coroa, a espessura da raiz varia com a idade. O exterior apresenta rugas longitudinais e uma cor amarelada. Tem um sabor mucoso e amargo.

Utilizações: Para curar infecções intestinais, lepra e problemas neurológicos, são utilizados todos os componentes da planta - raízes, casca, folhas, frutos e sementes. Tal como o ginseng é para a China, a ashwagandha é uma erva importante e um dos tranquilizantes mais utilizados na Índia. É utilizada para aumentar a vitalidade e facilitar a recuperação de doenças crónicas, visando principalmente os sistemas reprodutivo e nervoso. Tem um impacto rejuvenescedor no corpo. Além disso, é utilizado para tratar a debilidade, insónias, doenças debilitantes, infertilidade, impotência, esclerose múltipla e crianças que não conseguem desenvolver-se. Furúnculos, inchaços e outras áreas doridas têm sido tratados com ela externamente como cataplasma. Devido às suas propriedades adaptogénicas, a withania é usada para tratar uma variedade de doenças.

6. GINSENG

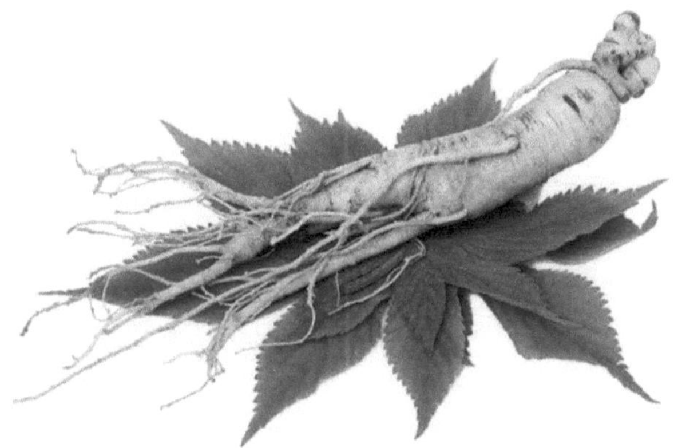

Fontes biológicas: Esta mistura de raízes secas inclui uma variedade de espécies de Panax, incluindo Panax japonicus (ginseng japonês), Panax pseudoginseng (ginseng dos Himalaias), Panax quinque-folius (ginseng americano), Panax trifolius (ginseng anão) e Panax vietnamensis (ginseng vietnamita).

Família: Araliaceae

Partes utilizadas: Raízes e rizomas

Constituintes químicos: ginsenósido, chikusetsusaponina, panxósido e outros glicosídeos saponínicos que pertencem ao grupo dos triterpenóides. Existem atualmente cerca de 13 ginsenósidos conhecidos. Enquanto a aglicona dos panaxósidos é o ácido oleanólico, a dos ginsenósidos é o dammarol. Também estão presentes uma quantidade significativa de goma, amido, uma pequena quantidade de óleo volátil e alguma resina.

Descrição: A raiz nodosa e bronzeada do ginseng americano, semelhante à do ginseng asiático, assemelha-se frequentemente a um corpo humano com rebentos fibrosos como membros e pernas.

Utilizações: A raiz tem propriedades adaptogénicas, carminativas, demulcentes, expectorantes, estimulantes e tónicas. Pensa-se que os ingredientes activos do Panax ginseng são glicosídeos de saponina, por vezes referidos como ginsenósidos ou Panaxósidos. Os ginsenósidos modulam o tónus cardiovascular, reforçam a imunidade humoral e celular dependente, estimulam e inibem o sistema nervoso central e podem impedir o crescimento do cancro numa cultura.

7. OREGANO

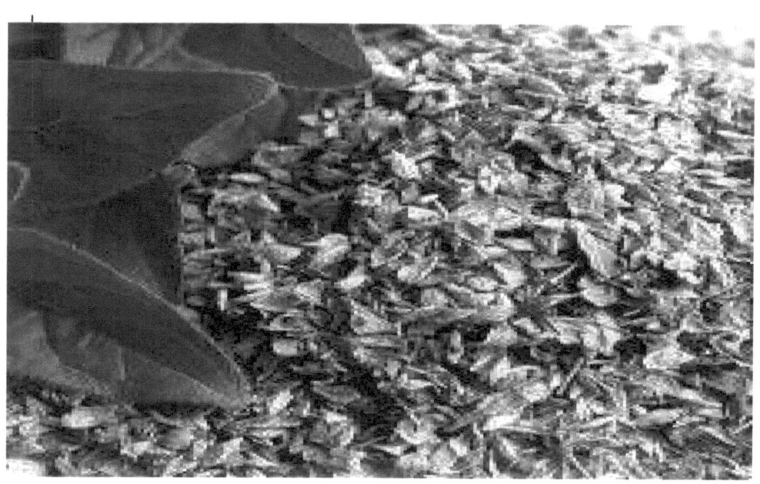

Fontes biológicas: É produzido através do isolamento do extrato metanólico das folhas de "Origanum vulgare".

Família: Lamiaceae.

Partes utilizadas: Folhas secas e partes floridas

Constituintes químicos: O óleo essencial de orégãos, derivado de Origanum vulgare L., tem uma aplicação generalizada como base para produtos farmacêuticos e de bem-estar. De acordo com investigações anteriores, os compostos fenólicos - principalmente o timol e o carvacrol - constituem mais de 50% do óleo de orégãos. Juntamente com outras substâncias, este óleo também inclui flavonóides, terpineno, álcool terpineol e sesquiterpeno.

Descrição: Os orégãos estão relacionados com a manjerona, por vezes chamada "manjerona selvagem". As suas folhas verde-azeitona, em forma de pá, contrastam com as flores roxas. É plantado como uma planta anual em locais mais frios, mas é uma planta perene porque morre frequentemente no inverno. O início da primavera é a melhor altura para cultivar orégãos. As plantas devem ser plantadas com 30 cm de distância entre si, num solo moderadamente seco que receba sol pleno.

Utilizações: Utilizadas na culinária, as folhas de orégãos têm um sabor forte que é mais acentuado quando secas do que quando frescas. Tem um sabor quente, terroso e ligeiramente amargo, com um sabor que varia em intensidade. Algumas cultivares de orégãos adaptadas a zonas mais frias podem ter menos sabor, embora os orégãos de alta qualidade possam ser suficientemente potentes para quase entorpecer a língua.

8. ROSEMARY

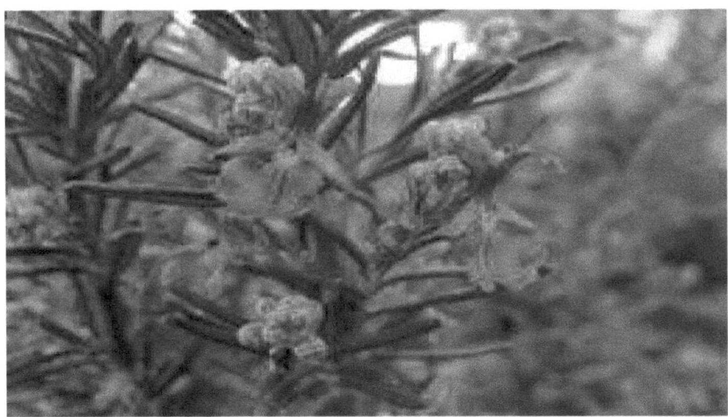

Fontes biológicas: É obtido a partir das folhas frescas de "Rosmarinus Officinalis".

Família: Lamiaceae.

Partes utilizadas: Folhas e planta inteira.

Constituintes químicos: A maioria dos efeitos farmacológicos do alecrim são consequências da elevada atividade antioxidante dos seus principais constituintes químicos, que incluem o carnosal, o ácido carnósico, o ácido ursólico, o ácido rosmarínico e o ácido cafeico.

Descrição: As folhas do alecrim aromático de folha persistente assemelham-se a agulhas de cicuta. Embora seja originário do Mediterrâneo, pode suportar algum frio. Cultivares especiais como a 'Arp' podem tolerar temperaturas invernais tão baixas como -20 °C (-4 °F).

Utilizações:

- Os produtos que contêm alecrim são mais frequentemente utilizados por pessoas com acne e pele oleosa. Os hidrolases de alecrim que regulam a secreção de sebo são altamente recomendados.

- Apresentam um efeito adstringente.

- Em cosmética, é utilizado em tratamentos anti-celulíticos que reafirmam a pele e em hidratantes.

9. SAGE

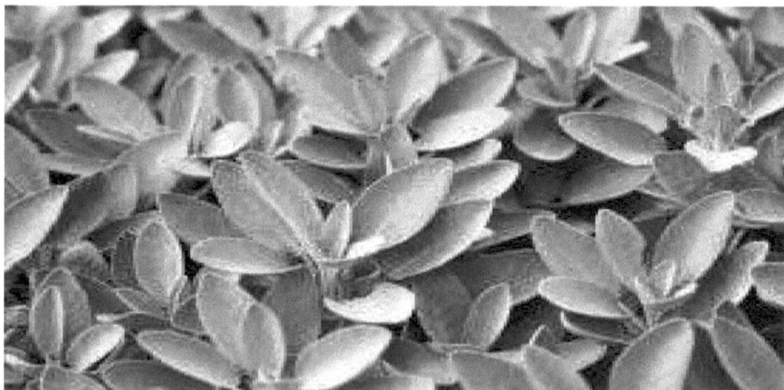

Fontes biológicas: Produzido a partir das folhas desidratadas da erva "Salvia officinalis".

Família: Lamiaceae

Partes utilizadas: Folhas secas de salva

Constituintes químicos: Foi encontrado um total de vinte e oito componentes no tipo de S. officinalis que é bem reconhecido. Borneol, viridiflorol, α-thujone, β-thujone, cânfora, e 1,8-cineole foram os ingredientes principais no óleo de salva. Nas amostras sob investigação, os quimiotipos de salva não foram identificados.

Descrição: O tamanho, a cor das folhas e das flores e o padrão da folhagem são muito diversos entre as cultivares, com numerosos tipos de folhas variegadas. As variedades do Velho Mundo têm flores que podem ser brancas, cor-de-rosa ou roxas, embora a lavanda seja a cor mais comum. Atingem cerca de 60 cm de altura e aproximadamente a mesma largura. No final da primavera ou no verão, a planta floresce. As folhas oblongas podem atingir 65 mm de comprimento e 25 mm de largura. As folhas têm muitos pêlos pequenos e sedosos que lhes dão uma face inferior praticamente branca e uma face superior cinzento-esverdeada e rugosa.

Utilizações: Desde a antiguidade que a Salvia officinalis tem sido utilizada para uma variedade de fins, incluindo a proteção contra o mal, mordeduras de cobra e para aumentar a fertilidade feminina. A sálvia era conhecida pelos romanos como a "erva sagrada", que a utilizavam nas suas cerimónias sagradas.

10.AMLA

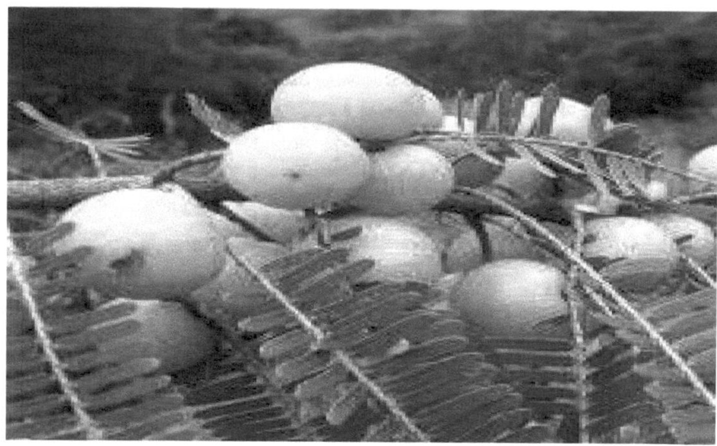

Fontes biológicas: Inclui frutos frescos e secos da planta Emblica officinalis Gaerth (Phyllanthus emblica Linn.)

Família: Euphorbiaceae

Partes utilizadas: Todo o corpo da planta, especialmente o fruto, é utilizado para fins medicinais.

Constituintes químicos: É rico em nutrientes e uma fonte nutricional significativa de minerais, aminoácidos e vitamina C. Em comparação com o tecido da maçã, o tecido comestível do fruto tem uma concentração de proteínas três vezes superior e de ácido ascórbico 160 vezes superior. Além disso, em comparação com as maçãs, o fruto tem uma concentração muito maior da maioria dos minerais e aminoácidos. Depois de seca e separada dos frutos secos, a parte polposa do fruto tem os seguintes teores: 1,32% de ácido gálico, tanino, 36,10% de açúcar, 13,75% de goma, 13,08% de albumina, 17,08% de celulose bruta, 4,12% de matéria mineral e 3,83% de humidade. O ácido gálico, o ácido elágico e a filembina combinam-se para formar taninos.

Descrição: Atingindo uma altura de 1-6 m (3 pés 3 in - 26 pés 3 in), a árvore é de tamanho pequeno a médio. Tipicamente de folha caduca, os ramos têm 10-20 cm de comprimento e são ligeiramente pubescentes (não glabros). As folhas são verdes claras, simples, subsésseis e densamente dispostas ao longo dos ramos; assemelham-se a folhas pinadas. As flores são de cor verde-amarelada. O fruto é quase esférico, liso, rígido e de aspeto amarelo-esverdeado pálido. Apresenta seis sulcos ou riscas verticais.

Utilizações:

- Os frutos têm propriedades refrescantes, laxantes, acre, refrigerantes e diuréticas.

- A diabetes, a diarreia, a disenteria e a hemorragia podem beneficiar dos frutos secos.

11.TULSI

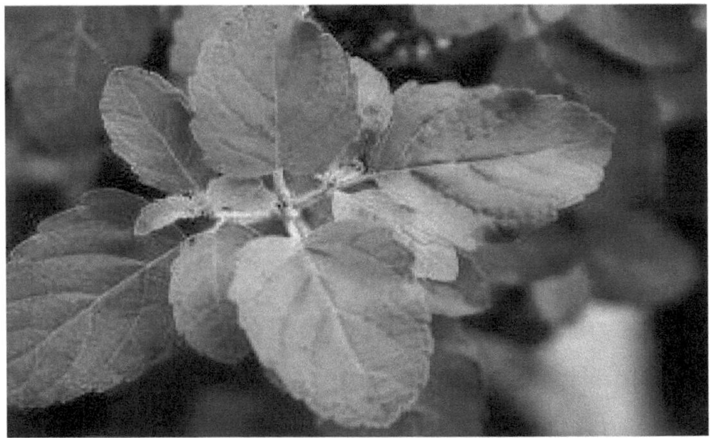

Fontes biológicas: Ocimum sanctum fresco e seco. As folhas são utilizadas para fazer tulsi.

Família: Labiatae.

Partes utilizadas: folhas

Constituintes químicos: As folhas de tulsi contêm um óleo volátil brilhante, de cor amarela e delicioso (0,1 a 0,9%). O tipo de droga, o local onde é cultivada e o momento da colheita afectam a quantidade de óleo que contém. O método de destilação a vapor é utilizado para extrair o óleo dos topos e folhas em flor. Cerca de 70% do óleo é composto por eugenol, 3%

por carvacrol e 20% por eugenol-metil-éter. Também contém cariofileno. Nas sementes encontra-se um óleo fixo com fortes qualidades secantes. Alcalóides, glicosídeos, saponina, taninos, uma quantidade significativa de vitamina C e vestígios de ácido maleico, cítrico e tartárico também estão presentes na planta.

Descrição: As folhas são peludas em ambos os lados e têm minúsculos pontos de glândula. São oblongas e afiadas, com um bordo inteiro ou serrilhado. As folhas verdes têm um sabor perfumado e um pouco picante. Produzem-se racemos de flores arroxeadas. Os frutos secos são de cor carmesim ou castanho-claro, subglobosos e um pouco comprimidos. As sementes subglobosas têm uma cor preto-avermelhada.

Utilizações:

- Existem numerosas utilizações para as folhas frescas, o seu sumo e o seu óleo volátil.

- Este óleo tem propriedades insecticidas e antibacterianas.

- Para além de serem perfumadas, espasmolíticas e diaforéticas, as folhas são estimulantes. O sumo tem inúmeras utilizações, incluindo o tratamento de dores de ouvidos, de problemas de pele e como antiperiódico.

12. TURMÉRICO

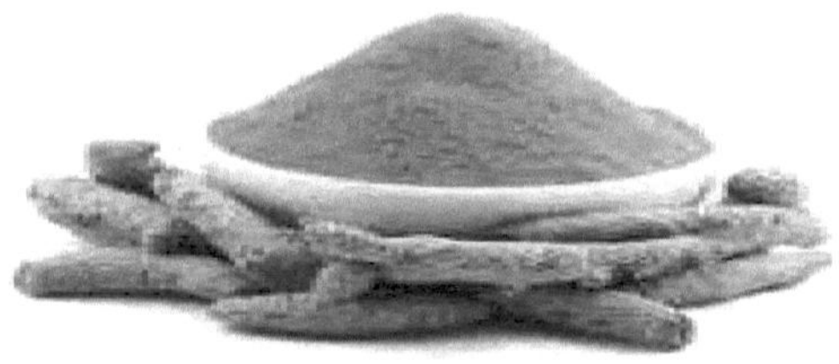

Fontes biológicas: O rizoma de Curcuma longa em pó é utilizado para produzir curcuma.

Partes utilizadas: Rizomas

Constituintes químicos: O óleo essencial (6%) e os curcuminóides (5%) são os materiais corantes amarelos encontrados na curcuma. Estão também presentes pequenas quantidades de curcumina III, curcumina II e dihidrocurcumina, embora a curcumina I (60%) constitua a maior parte da matéria corante. Triterona, arturmerona, borneol, cineol, α-phellandrene, sabineno, turmerona e arturmerona estão entre os mono e sesquiterpenos encontrados no óleo volátil (15%). Acredita-se que o β-tolilmetil carbinol é responsável pelo efeito colerético do perfume.

Descrição: A planta herbácea perene conhecida como açafrão-da-terra pode crescer até 1 m de altura. Os seus rizomas são aromáticos, cilíndricos, dourados a alaranjados e muito ramificados. Há duas fileiras de folhas alternadas. Elas são separadas em pecíolo, lâmina foliar e bainha foliar.

Utilizações:

- Ao conferir um sabor picante e ligeiramente amargo e um aroma a terra, semelhante ao da mostarda, a curcuma é uma especiaria básica em muitos pratos asiáticos.

- Embora seja principalmente utilizado em alimentos salgados, é também ocasionalmente utilizado em pratos doces, como o bolo sfouf.

- As folhas de curcuma são utilizadas na Índia para fazer patoleo, que são pratos doces únicos confeccionados cobrindo a folha com uma mistura de farinha de arroz, coco e açúcar mascavado, selando-a depois e cozendo-a a vapor num utensílio especializado.

13.BAKUCHI

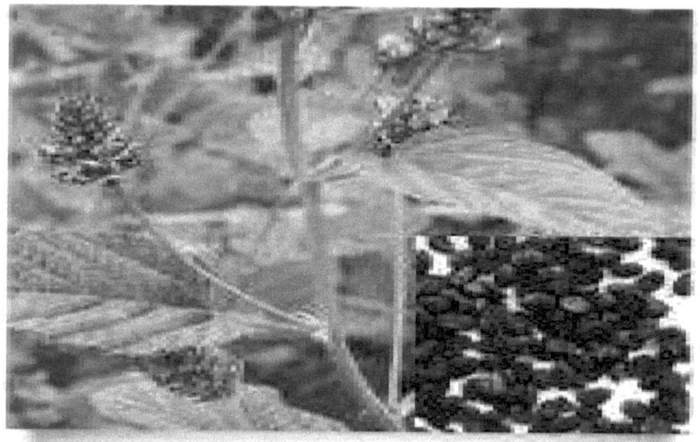

Fontes biológicas: Os frutos secos e maduros e as sementes da Psoralea corylifolia são utilizados para fazer bakuchi.

Família: Leguminosae

Partes utilizadas: O pó do extrato de sementes

Constituintes químicos: Uma variedade de compostos cumarínicos, incluindo psoraleno, isopsoraleno, psoralidina, carilifoleano, bavachro-manol e psoralenol, são encontrados na Psoralea. A resina, o óleo essencial (0,05%) e o óleo fixo (10%) também estão incluídos. Flavonóides como a bavachina, isobavachina, bavachalcona e isobavachinina, entre outros, estão presentes nas sementes. O linalol, o óxido de β-cariofileno, o 4-terpineol, o acetato de geranilo, a angelicina, o psoraleno e o bakuchiol foram alguns dos compostos extraídos do óleo de sementes.

Descrição: A planta é uma erva anual que cresce até 60 cm a 1 m de altura. O caule e os ramos da planta apresentam sulcos visíveis cheios de glândulas e pêlos brancos. Os frutos são minúsculos, medindo 3-5 mm de comprimento e 2-3 mm de largura. A cor dos frutos varia do chocolate escuro ao preto, com pericarpos ligados às sementes. Os frutos são comprimidos, glabros, arredondados ou mucronados e sem caroço. Podem ser ovais, oblongos ou em forma de feijão.

Utilizações:

- Os frutos têm propriedades afrodisíacas, antimicrobianas e tónicas genitais. Adstringente, citotóxica, diaforética, diurética, estimulante, estomacal, tónica, antibacteriana, afrodisíaca e anti-helmíntica.

- É utilizado para tratar doenças febris, ejaculação precoce, impotência, desconforto na zona lombar, micção frequente, incontinência, urinar na cama e outras condições.

14.CLOVE

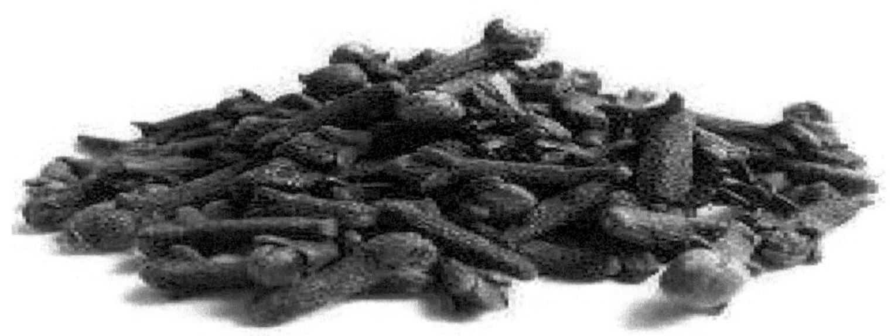

Fontes biológicas: Os botões de flores de Eugenia caryophyllus secos são utilizados para fabricar cravinho.

Família: Myrtaceae.

Partes utilizadas: Óleos de cravinho, botões de flores secas, folhas e caules

Constituintes químicos: O cravinho contém 14-21% de óleo volátil. Os restantes ingredientes incluem goma, resina, fibra, α- e β-cariofilenos, metil furfural, ácido galotânico, eugenol e acetil eugenol. O eugenol é um líquido incolor, enquanto a cariofilina é uma substância inodora que parece ser um fitosterol. As qualidades anestésicas e antibacterianas do óleo de cravinho provêm do seu teor de 60-90% de eugenol.

Descrição: O cravo-da-índia é uma árvore perene que pode atingir alturas de 8 a 12 metros. Tem folhas grandes e cachos terminais de flores escarlates. Quando as flores estão prontas para serem colhidas, os botões florais pálidos tornam-se gradualmente verdes e, por fim, tornam-se de um vermelho vivo.

Utilizações:

- O cravinho tem várias utilizações, incluindo carminativa, perfumada, aromatizante, estimulante e antibacteriana.

- Serve também como anódino e antiemético.

- O óleo de cravinho é utilizado pelos dentistas para esterilizar os canais radiculares e como anestésico oral.

- O cravinho é utilizado para tratar a diarreia, os vermes intestinais e outros distúrbios digestivos, porque destrói os parasitas intestinais e demonstra uma grande capacidade antibacteriana contra fungos e bactérias.

15. TEMA

Fontes biológicas: O tomilho é a erva (partes aéreas secas) de certas plantas perfumadas de hortelã perene e perene do género Thymus vulgaris.

Família: Lamiaceae

Partes utilizadas: flores, folhas e óleo

Constituintes químicos: O timol (41,7%) é superior ao γ-terpineno (16,0%) > p-cimeno (13,0%) > β-cariofileno (4,7%) > carvacrol (4,0%) > β-bisaboleno (2,7%) > α-terpineno (2,6%). O tomilho é uma molécula orgânica volátil.

Descrição: O tomilho é uma planta perene com caules rijos que atinge uma altura de 15 a 25 cm. As folhas pequenas, de forma oval, têm uma cor cinzento-esverdeada e estão associadas a caules rígidos e lenhosos. Produzem-se pequenos cachos de flores lilases e as folhas têm um cheiro forte.

Utilizações: O tomilho é um tempero popular. Tanto os medicamentos como os perfumes contêm óleo de tomilho. É delicioso em guisados, sopa de amêijoas, gumbos, recheio de aves e receitas de carne de vaca cozinhada lentamente.

16.ALOE

Fontes biológicas: O Aloé é o sumo seco que é extraído através do corte das bases das folhas de diferentes variedades de plantas de Aloé. Aloe vera Linn, Aloe barbadensis Mil, Aloe ferox Miller, e Aloe perryi Baker.

Família: Liliaceae.

Partes utilizadas: Gel de aloé vera

Constituintes químicos: Os componentes primários da babosa são os três isómeros de aloína, nomeadamente a barbaloína, a β-barboloína e a isobarbaloína, que em conjunto constituem a chamada aloína "cristalina" e variam em concentração de 10% a 30% no medicamento. Os ingredientes adicionais incluem resina, emodina, aloe-emodina e aloína amorfa. A barbaloína é um glicosídeo cristalino solúvel em água, amargo e com uma ligeira coloração amarela. Todas as cultivares incluem-no. Um material cristalino chamado isobarbaloína é encontrado em quantidades vestigiais no aloé de Cape Cod, Curaçao e Zanzibar, mas está ausente da socotrina e do aloé da Socotrina. A barbaloína e a β-barbaloína são os principais ingredientes da socotrina e do aloé de Zanzibar.

Descrição: A sua cor varia entre o amarelado brilhante, o castanho avermelhado rico e o preto e é tipicamente opaca. Por vezes, pode ser translúcida e vítrea, com pequenos pedaços que apresentam uma rica tonalidade vermelho granada. É então designada por "Capey Barbados" e tem um valor inferior, mas se for conservada, pode tornar-se mais preciosa e opaca.

Utilizações:

- O medicamento Um dos purgativos mais seguros e estimulantes, o aloés pode ser abortivo em doses maiores.

- Actua sobretudo no intestino grosso, mas também pode ser utilizado como vermífugo.

- A erva tem propriedades estimulantes, emenagogas, emolientes, estomacais, tónicas e vulnerárias.

17.AVOCADO

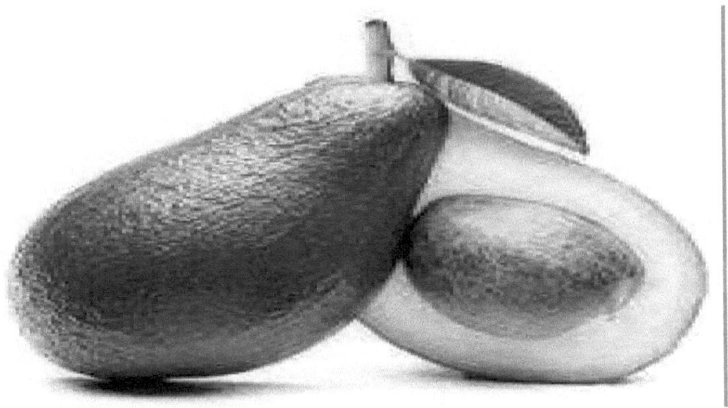

Fontes biológicas: É obtido a partir dos frutos secos de "Persea americana"

Família: Lauraceae

Partes utilizadas: Os óleos do abacate

Constituintes químicos: O valor nutritivo do abacate faz dele o fruto mais saudável do mundo. A polpa desta planta é rica em fibras, proteínas, antioxidantes, ácidos gordos monoinsaturados, vitaminas e minerais, incluindo cobre, potássio, sódio, ácido fólico, ácido pantoténico, vitamina K e vitamina B6.

Descrição: Com folhas elípticas e alternadas e flores minúsculas, o abacateiro pode atingir os 6 metros de altura e um diâmetro de tronco de 60 cm. Este fruto é uma drupa, ou seja, um fruto carnudo com sementes no seu interior. Tem uma casca fina e esverdeada e sabe a nozes. A polpa é bastante oleosa e é frequentemente consumida.

Utilizações:

- Para o colesterol elevado, as pessoas utilizam o abacate.

- Não existem provas científicas suficientes para apoiar a maioria das suas outras alegações, que incluem a melhoria da memória e da função cognitiva, o tratamento da obesidade, da psoríase, das doenças cardíacas e do envelhecimento da pele.

18.CAVALOS

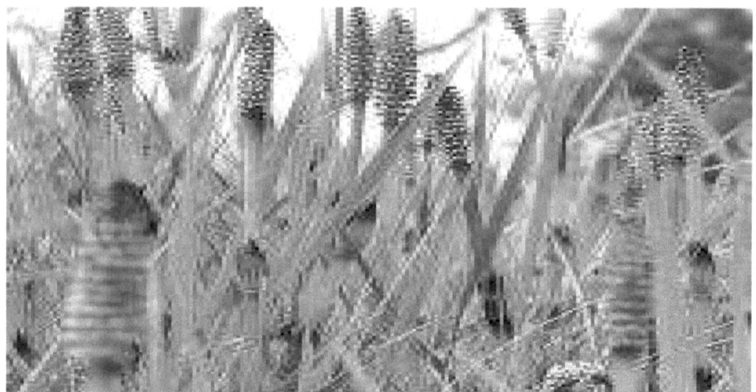

Fontes biológicas: A principal fonte biológica da cavalinha é a planta Equisetum, especificamente a Equisetum arvense, que é vulgarmente conhecida como cavalinha dos campos.

Família: Equisetaceae

Partes utilizadas: A parte verde da planta, semelhante a um feto, ou a parte acima do solo, é utilizada medicinalmente.

Constituintes químicos: Em termos de composição molecular, é composto por uma vasta gama de ingredientes activos, incluindo ácido silícico, tanino, alcalóides, flavonóides, fenol, fitoesteróis, saponinas e óleos voláteis.

Descrição: As plantas de equisetum são constituídas por folhas menores e tipicamente não fotossintéticas. Os microfilos caracterizam-se pela presença de um único traço vascular não ramificado. As folhas da cavalinha estão unidas em bainhas nodais em espirais. Os característicos caules ocos, articulados e estriados (ocasionalmente com três, mas geralmente com 6-40 estrias) são tipicamente verdes, fotossintéticos e únicos.

Utilizações:

- O silicone incluído na cavalinha ajuda a fortalecer os ossos.
- Por esta razão, alguns médicos propõem a utilização da cavalinha para tratar a osteoporose.
- Além disso, é um diurético e um componente de vários cosméticos.

19.NUTMEG

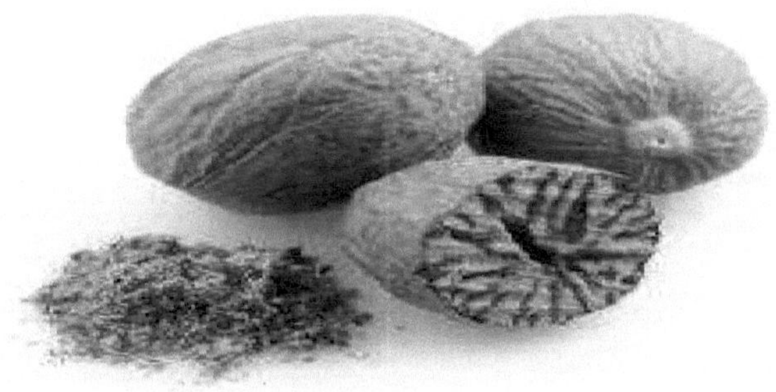

Fontes biológicas: O miolo da semente seca e madura da Myristica fragrans Houtten é o que dá origem à noz-moscada.

Família: Myristicaceae

Partes utilizadas: A camada exterior do miolo da noz-moscada, ou arilo, é a sua origem.

Constituintes químicos: Para além da lenhina, estearina, amido, goma, corante e 5-15% de óleo volátil, a noz-moscada também inclui 0,08% de material ácido. Pineno, canfeno, borneol, miristicina, clemicina e dipenteno estão entre os constituintes do óleo volátil. Além disso, tem quantidades vestigiais de isoeugenol, p-cimeno, safrol e eugenol.

Descrição:

- O miolo da noz-moscada é constituído por endosperma, embrião e perisperma exterior e interior.

- São ovóides ou amplamente alongados, medindo 1,5 a 2 cm de largura e 2 a 3 cm de comprimento.

- O grão tem muitos pontos castanhos avermelhados e é de cor castanha acinzentada.

- A posição do hilo situa-se um pouco ao lado da noz-moscada, e uma pequena depressão numa das extremidades indica a posição da micrópila.

Utilizações:

- A noz-moscada é uma especiaria aromática, perfumada e carminativa.

- O macis e a noz-moscada são utilizados para tratar a flatulência e para prevenir as náuseas e os vómitos.

- Uma pomada para as hemorróidas é feita com banha de porco e noz-moscada ralada.

- Para além dos seus efeitos narcóticos, provoca também irritação periférica e efeitos anestésicos; como irrita o útero e os intestinos, pode induzir abortos.

- Os sabores de vários medicamentos podem ser disfarçados com óleo de noz-moscada, que também actua como estimulante local do sistema digestivo.

20.SANDALWOOD

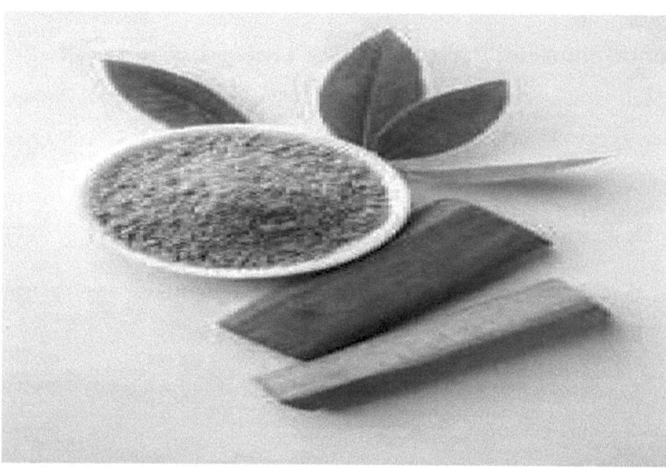

Fontes biológicas: O sândalo, Santalum album, é destilado para produzir óleo de sândalo.

Família: Santalaceae

Partes utilizadas: Um óleo amarelo e aromático conhecido como óleo de sândalo está presente tanto na árvore como nas raízes.

Constituintes químicos:

- O principal ingrediente aromático e terapêutico do sândalo é o santalol.

- O principal álcool sesquiterpénico que constitui mais de 90% do óleo é uma combinação de dois isómeros denominados α- e β-santalol, sendo o primeiro mais predominante.

- A-, β-, e nor-tricycloekasantalene hydrocarbons são os ingredientes adicionais listados.

Descrição: O óleo de sândalo tem uma consistência líquida espessa e amarelada com um cheiro forte, doce e persistente. A sua gama de pH é de 0,5-0,8, a sua viscosidade é de 1,5, e o seu gr. sp. são 0,97-0,98.

Utilizações:

- O óleo de sândalo desempenha um papel importante em cremes faciais, sabonetes e pós de toucador, entre outras invenções de perfumaria.

- Foi demonstrado que a quimioprotecção inibe o desenvolvimento do cancro do fígado em ratos.

21.ASHOK

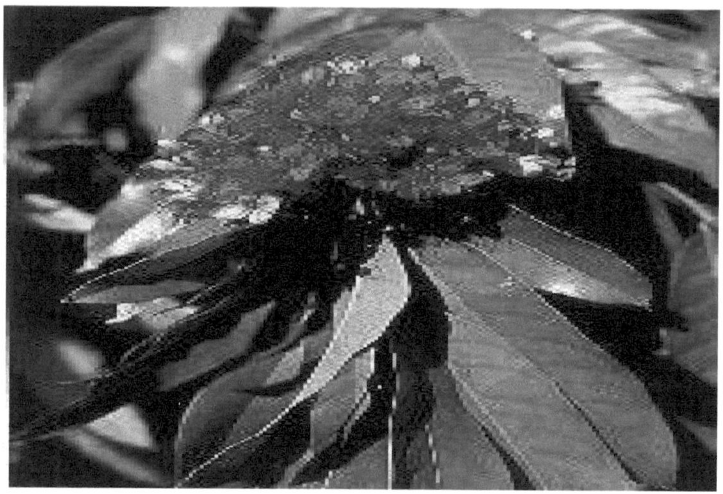

Fontes biológicas: O Ashok é constituído por uma casca de caule seca da planta "Saraca Indica".

Família: Leguminosa

Partes utilizadas: Casca do caule, flores, sementes

Constituintes químicos: De acordo com os relatórios, a casca do caule da S. asoca contém glicosídeos, flavonóides, taninos e saponinas. Funciona como um agente antimicrobiano, uterotónico, espasmogénico, ocitócico e antidisentrópico. Além disso, foi observado que possui propriedades antiestrogénicas e antiprogestacionais contra a menorragia.

Descrição: Com flores lindas e perfumadas, a Sita Asoka é uma árvore perene de tamanho médio. As folhas estão dispostas em pares, têm uma estrutura paripinada, têm 30-60 cm de comprimento e são originalmente vermelho-acobreadas. As manchas azuladas e branco-acinzentadas dos líquenes acentuam frequentemente a casca verde-escura dos caules envelhecidos.

Utilizações:

Com um impacto estimulante no tecido endometrial e ovárico, a casca do caule da árvore Asoka
é um poderoso adstringente, sedativo uterino, tónico uterino e estíptico. A febre, a dispepsia e
a sensação de ardor podem beneficiar da casca. Além disso, a menorragia, as hemorróidas, a
disenteria hemorrágica, a leucorreia e as hemorragias internas são tratadas com esta casca.

22.BAEL

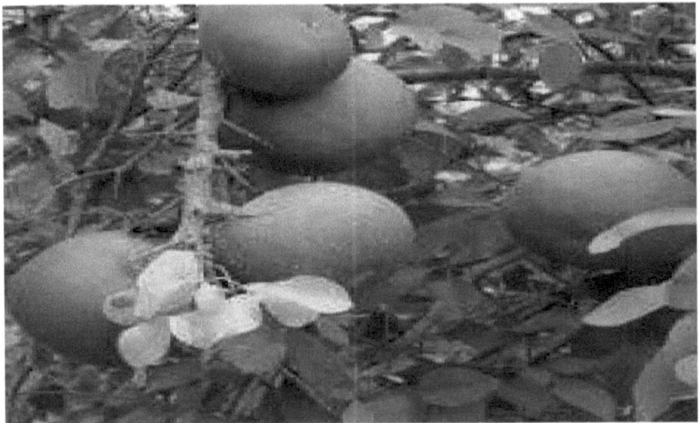

Fontes biológicas: As maçãs de madeira são frutos do género Aegle marmelos, endémicos
da Índia e aí designados por "Bael".

Família: Rutaceae

Partes utilizadas: fruto não maduro, raiz, folha e ramo

Constituintes químicos: A marmelosina A, B e C (0,5%), uma furocumarina, é o principal
ingrediente do medicamento. A psoralina, a umbeliferona e a marmesina são outras cumarinas.
Para além disso, o medicamento tem 11-17% de hidratos de carbono, proteínas, óleo volátil e
taninos. As vitaminas C e A também estão presentes em boas quantidades na polpa. Dos frutos,
foram isolados dois alcalóides: iso-pentylhalfordinol e O-methylhalfordinol. Outros alcalóides
identificados no medicamento incluem a ditamina, a marmelina e a angelenina.

Descrição: Com uma copa aberta e irregular e ramos finos e caídos, o Aegle marmelos pode tornar-se uma árvore ou arbusto de pequeno a médio porte, atingindo até 13 metros de altura.

Utilizações:

Na Ayurveda, o medicamento é frequentemente utilizado para tratar a disenteria e a diarreia. A mucina é responsável por esta ação. Devido aos seus alcalóides, diz-se que as folhas ajudam no tratamento da diabetes. O óleo das sementes tem propriedades antibacterianas, antiprotozoárias e antifúngicas. Dasmula, uma preparação ayurvédica popular, contém raiz de bael como um dos seus ingredientes.

23.GOTU KOLA

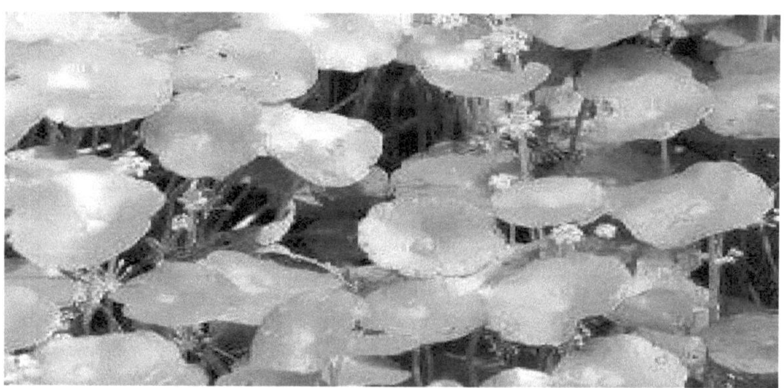

Fontes biológicas: Asiaticosídeo isolado da planta Centella Asiatica.

Família: Apiáceas

Partes utilizadas: As folhas e os caules da planta gotu kola são utilizados como medicamento.

Constituintes químicos: Durante centenas de anos, tanto a medicina tecnicamente orientada como a medicina tradicional utilizaram a Centella asiatica, também conhecida como gotu kola. O asiaticosídeo, o madecassosídeo, bem como os ácidos asiático e madecássico, são os principais triterpenos pentacíclicos encontrados nas substâncias activas.

Descrição: Em muitas partes do mundo, a centella cresce em ambientes pantanosos temperados e tropicais. Os estolhos verdes a verde-avermelhados, que ligam as plantas umas às outras, são caules finos e rastejantes. Os seus ápices são esféricos, verdes e de caule longo, com nervuras lisas e palmadas. As folhas são transportadas em pecíolos pericladiais com cerca de 2 cm de comprimento. Os rizomas crescem verticalmente para formar o porta-enxerto. Têm uma cor creme e têm pêlos que crescem das suas raízes.

Utilizações:

Apesar da falta de confirmação científica da eficácia e segurança clínicas, a C. asiatica tem sido utilizada na medicina tradicional para tratar uma variedade de doenças, doenças dermatológicas e feridas ligeiras. A aplicação tópica pode causar irritação da pele e dermatite de contacto. Após o consumo, pode ocorrer sonolência. A utilização da erva durante vários meses pode ter efeitos negativos na função hepática.

24.JIAOGULAN

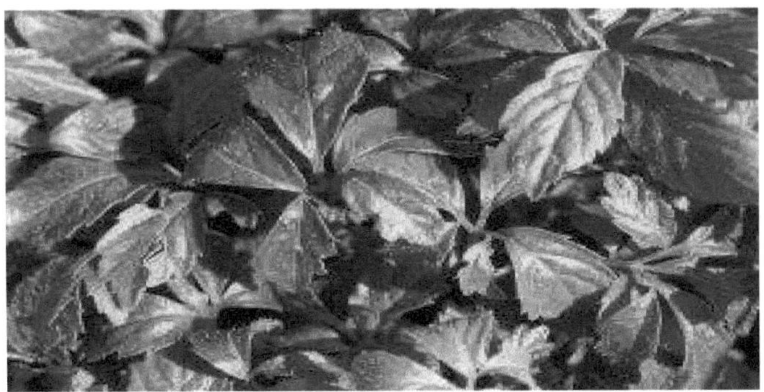

Fontes biológicas: A principal fonte biológica de jiaogulan são as folhas da planta Gynostemma pentaphyllum. Estas folhas são ricas em compostos bioactivos, incluindo saponinas, flavonóides e polissacáridos, que contribuem para os potenciais benefícios da erva para a saúde. O jiaogulano é normalmente consumido como chá e as suas propriedades adaptogénicas levaram à sua utilização na medicina tradicional para vários fins, incluindo a promoção do bem-estar geral e o apoio à função imunitária.

Família: Cucurbitáceas

Partes utilizadas: Folhas de jiaogulan

Constituintes químicos: A G. pentaphyllum tem flavonóides, esteróis, saponinas e clorofila entre os seus constituintes. As suas folhas têm sido utilizadas para extrair gypenosides. Certas saponinas químicas estão também presentes nas raízes do ginseng. Embora a toxicidade tenha sido estudada in vitro, não foram efectuados ensaios clínicos, pelo que não são conhecidos dados relativos à toxicidade no ser humano.

Descrição: Tem como fruto uma pequena cabaça roxa não comestível. É uma trepadeira que trepa e usa gavinhas para se agarrar a suportes. Tal como na G. pentaphyllum, os folíolos serrilhados desenvolvem-se frequentemente em grupos de cinco, embora algumas espécies possam ter grupos de três ou sete folíolos. Devido à sua natureza dióica, as plantas só podem existir como formas masculinas ou femininas. Por conseguinte, para obter sementes, é necessário cultivar uma planta macho e uma planta fêmea.

Utilizações:

Utilizada habitualmente como chá de ervas na medicina popular, a planta também pode ser encontrada em suplementos dietéticos e extractos de álcool. Devido à sua distância da China central, onde a MTC teve origem, só recentemente foi adoptada pelo campo da medicina tradicional chinesa (MTC). Como resultado, não tem sido amplamente utilizada na MTC e não foi incorporada na farmacopeia padrão do sistema MTC. Anteriormente, era uma planta bem conhecida na região, utilizada sobretudo nas regiões montanhosas do sul da China e do norte do Vietname.

25.CEREJA

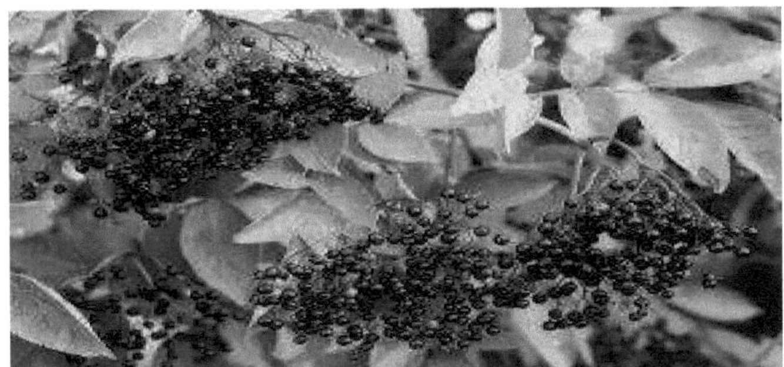

Fontes biológicas: A principal fonte de baga de sabugueiro (Sambucus) são as bagas do Sambucus nigra, ou sabugueiro, segundo a ciência. Devido aos possíveis benefícios para a saúde, as bagas de sabugueiro são frequentemente utilizadas no fabrico de produtos como xaropes, extractos e suplementos.

Família: Adoxaceae

Partes utilizadas: As bagas e flores comestíveis são utilizadas para fins medicinais, corantes para cestaria, flautas, apitos, baquetas, hastes de flechas e medicina popular.

Componentes químicos: A quercetina, a rutina, as antocianinas, os flavonóides e os taninos são alguns dos componentes químicos encontrados nas bagas de sabugueiro. As qualidades antioxidantes e anti-inflamatórias das bagas de sabugueiro são facilitadas por estas substâncias. Lembre-se que certas concentrações podem variar consoante a maturidade da planta e o seu ambiente de crescimento, entre outros factores.

Descrição: As folhas, dispostas de forma oposta, são pinadas com 5-9 folíolos (ou, raramente, 3 ou 11). Cada folha tem 5-30 cm de comprimento e os folíolos têm margens serrilhadas. No final da primavera, as plantas produzem grandes cachos de pequenas flores brancas ou de cor creme, seguidas de cachos de pequenas bagas pretas, azuis-pretas ou vermelhas (raramente amarelas ou brancas).

Utilizações:

Embora o sabugueiro seja usado há muito tempo na medicina tradicional, não há muitas evidências clínicas de alta qualidade para apoiar os benefícios dessas práticas. No entanto, os

Institutos Nacionais de Saúde dos EUA observaram que "algumas pesquisas preliminares sugerem que o sabugueiro pode aliviar os sintomas da gripe ou de outras infecções respiratórias superiores".

26.ALHO

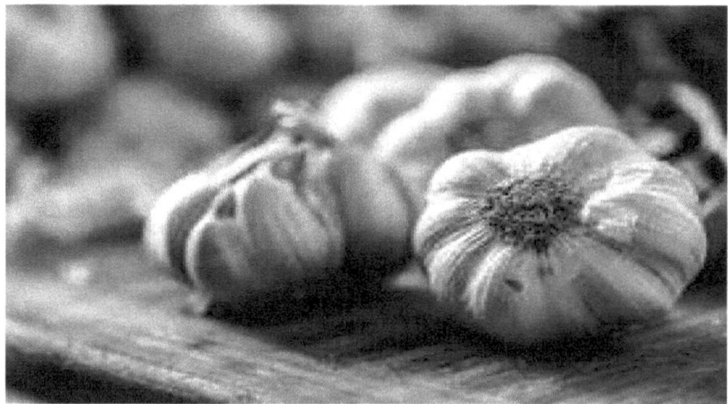

Fontes biológicas: O bolbo maduro de "Allium sativum" é utilizado para fabricar alho.

Família: Liliaceae

Partes utilizadas: dentes de alho

Constituintes químicos: A alicina, a substância amarela que dá ao alho o seu cheiro, é o ingrediente ativo do medicamento. Ela se decompõe durante o processo de destilação e é miscível com éter, benzeno e álcool. Outros componentes encontrados no alho incluem mucilagem, albumina, óleos voláteis e gordos e alliin. Outro ingrediente ativo é a alliin, que é incolor, inodora e quase insolúvel em éter, benzeno, álcool puro e clorofórmio. Cristaliza a partir de água e acetona. A única enzima alliinase cliva-o, dando-lhe um cheiro a alho. Os produtos da cisão têm propriedades antibacterianas semelhantes às da alicina. A alicina, o dissulfureto de dialilo e o dissulfureto de alilo propilo estão presentes no óleo essencial (0,06-0,1%). O alho é utilizado para isolar péptidos γ-glutamil.

Descrição: Esta erva perene tem vários bolbos cheios de cravos que estão envoltos numa cobertura membranosa lisa, rosa ou branca.

Utilizações:

O alho é utilizado como carminativo, afrodisíaco, expetorante, estimulante e febrífugo em casos de febre, tosse e doenças respiratórias como a tuberculose, asma brônquica, tosse convulsa e bronquite crónica. Também é utilizada para tratar a hipertensão e a aterosclerose.

27.HORTELÃ-PIMENTA

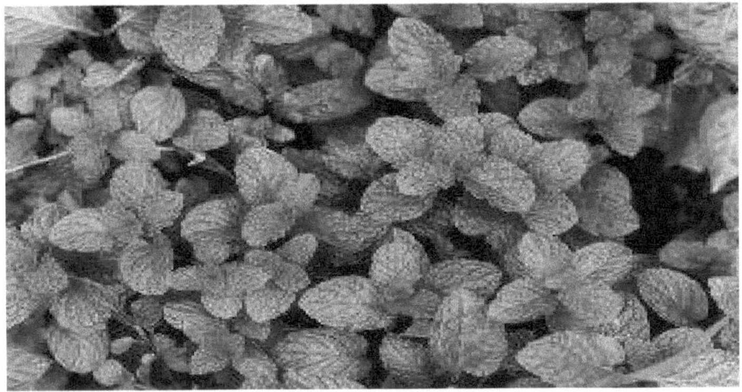

Fontes biológicas: A Mentha piperita L., por vezes conhecida como óleo de hortelã-pimenta, é um óleo essencial muito apreciado, extraído do caule, das folhas e das flores da planta e utilizado tanto interna como externamente em aromaterapia. A Mentha piperita L., por vezes conhecida como óleo de hortelã-pimenta, é um óleo essencial muito apreciado, extraído do caule, das folhas e das flores da planta e utilizado tanto interna como externamente em aromaterapia.

Família: Labiatae

Partes utilizadas: Extractos ou óleo essencial de hortelã-pimenta.

Constituintes químicos: Para além do acetato de mentol, isovalerato, mentona, cineol, pineno inativo, limoneno e outros compostos menos significativos, o mentol é o principal ingrediente do óleo de hortelã-pimenta. Quando a temperatura desce até aos -22°C, o mentol separa-se. Embora o efeito terapêutico do óleo só possa ser associado aos seus componentes alcoólicos, as suas qualidades aromatizantes provêm tanto dos ésteres como dos ingredientes alcoólicos. Apenas cerca de 50% do mentol está presente no óleo americano, em comparação com 60-70% no óleo inglês e 85% no óleo japonês.

Descrição: As folhas têm 1,5 a 2 polegadas de largura, 2 polegadas de comprimento e um talo curto e percetível. As bordas têm superfícies superiores e inferiores lisas e são finamente serrilhadas. Os caules, muitas vezes de cor púrpura, atingem alturas de dois a quatro pés. As flores soltas e interrompidas, de cor vermelho-violeta, encontram-se nas axilas das folhas superiores. Devido ao mentol que contém, a planta tem um cheiro distinto e, quando aplicada na língua, tem um sabor quente e pungente durante algum tempo antes de deixar a boca com uma sensação de frio.

Utilizações:

Em certos casos de dispepsia, pode ser utilizado como estimulante, estomacal, carminativo, inflatulento e remédio para cólicas. Também pode ser utilizado para cólicas abdominais, cólera e diarreia. O óleo de hortelã-pimenta acalma as náuseas e os vómitos dos recém-nascidos. Uma ferramenta útil para aumentar a temperatura corporal e promover a transpiração é a hortelã-pimenta. Além disso, as doenças neurológicas e a histeria são tratadas com este óleo.

28.CHÁ VERDE

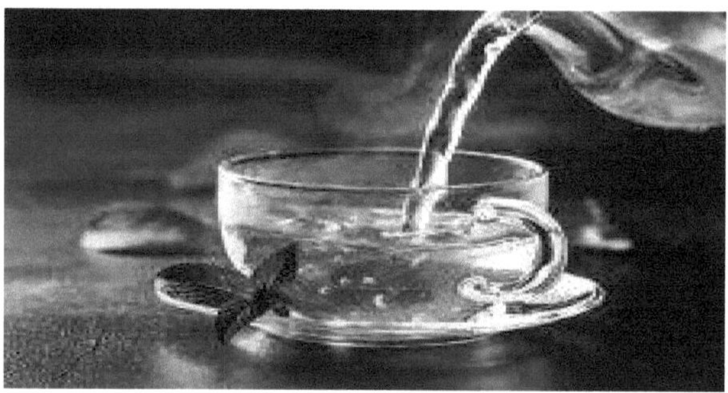

Fontes biológicas: É obtido a partir da folha e dos gomos de folhas de "Camellia Sinensis"

Família: Theaceae

Peças utilizadas:

Constituintes químicos: As seis principais catequinas químicas presentes no chá verde são conhecidas como galato de epigalocatequina (EGCG), epicatequina, galocatequina, epicatequina e epigalocatequina.

Descrição: As folhas e os botões da planta Camellia sinensis são utilizados para fazer chá verde. Durante o processamento, as folhas sofrem muito pouca oxidação, mantendo a sua tonalidade verde original. Graças a antioxidantes como as catequinas, tem um sabor fresco e ligeiramente herbáceo e é conhecido pelas suas possíveis vantagens para a saúde. O chá verde é frequentemente associado a um metabolismo mais rápido, bem como a outros benefícios para a saúde.

Utilizações:

Propriedades Antioxidantes: O chá verde é rico em antioxidantes, que ajudam a combater o stress oxidativo e podem reduzir o risco de doenças crónicas.

Aumento do Metabolismo: Alguns estudos sugerem que **as** catequinas do chá verde podem ajudar na queima de gordura e podem melhorar a taxa metabólica.

Saúde do coração: O consumo regular pode contribuir para a saúde cardiovascular, reduzindo factores de risco como a tensão arterial elevada e os níveis de colesterol.

Função cerebral: A cafeína e o aminoácido L-teanina do chá verde podem ter um efeito sinérgico, promovendo o estado de alerta e a função cognitiva.

29.BILBERRY

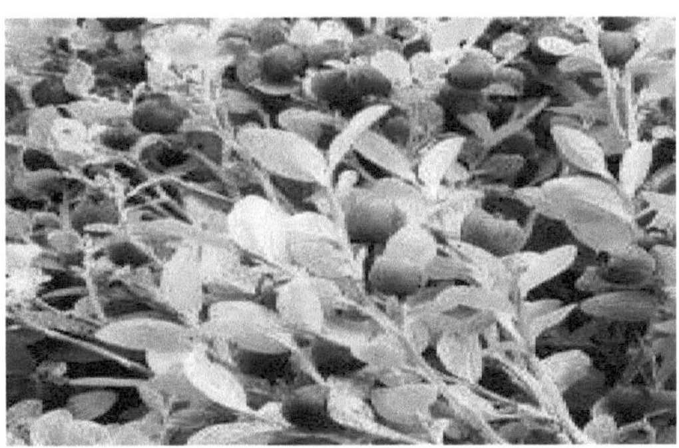

Fontes biológicas: A principal fonte biológica do mirtilo é a própria planta do mirtilo

Família: Ericaceae

Partes utilizadas: O fruto propriamente dito

Constituintes químicos: A composição fitoquímica dos mirtilos é maioritariamente composta por antocianinas, embora o fruto também contenha uma gama de outros compostos fenólicos, como taninos, elagitaninos e ácidos fenólicos.

Descrição: Os mirtilos mantêm as suas sépalas persistentes na extremidade oposta ao pedúnculo, criando um padrão rugoso, em forma de estrela, de cinco abas, enquanto os mirtilos são frutos não-climatéricos com um contorno suave e circular nesse local. Ao contrário dos mirtilos, que crescem em cachos, os mirtilos crescem individualmente ou aos pares, e os mirtilos têm folhas mais perenes. Os mirtilos têm uma tonalidade profunda; assemelham-se frequentemente ao preto com um toque de púrpura.

Utilizações:

Várias doenças, como diabetes, inflamação oral, diarreia e problemas urinários, foram todas tratadas com mirtilo no passado. O seu elevado teor de vitamina C levou também à sua utilização histórica na prevenção do escorbuto.

30.RHIDIOLA ROSEA

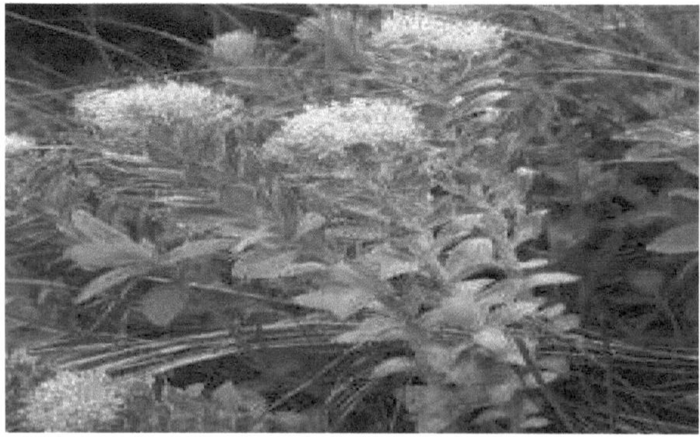

Fontes biológicas: A Rhodiola rosea provém biologicamente da própria planta. As substâncias bioactivas frequentemente utilizadas para fins terapêuticos encontram-se nas raízes desta planta herbácea perene.

Família: Crassulaceae

Partes utilizadas: raiz e caule subterrâneo

Constituintes químicos: A R. rosea tem secções subterrâneas que contêm cerca de 140 compostos químicos.[14] Os compostos encontrados nas raízes de rhodiola incluem flavonóides, antraquinonas, alcalóides, ácidos fenólicos e seus derivados, fenóis, rosavina, colofónia e rosarina, bem como ácidos orgânicos, terpenóides e salidrosídeo. O óleo essencial extraído das raízes de R. rosea cresce de forma diferente consoante o país. O óleo essencial da Rhodiola que cresce na Bulgária contém geraniol e mirtenol, enquanto na China o geraniol e o 1-octanol são os principais componentes, e na Índia o álcool fenetílico é o principal componente. Por exemplo, numerosos testes mostraram que a rosavina, a rosarina e a colofónia na sua concentração mais elevada só podem ser encontradas na R. rosea de origem russa. Apenas a amostra búlgara incluía álcool de canela.

Descrição: A Rhodiola rosea, espessa e com vários caules, cresce a partir de um porta-enxerto curto e escamoso até uma altura de 5 a 40 centímetros. As flores são redondas, medindo entre 1 e 3,5 milímetros (0,039 e 0,138 polegadas) de comprimento, com quatro sépalas e quatro pétalas. Florescem no verão e a sua cor varia entre o amarelo e o amarelo-esverdeado, frequentemente com pontas vermelhas. Atingindo alturas de 5 a 35 centímetros, muitos rebentos podem surgir de uma única raiz grossa. Como existem plantas masculinas e femininas separadas, a R. rosea é dióica.

Utilizações:

As folhas e os rebentos amargos podem ser consumidos crus ou cozinhados como os espinafres e, ocasionalmente, são misturados em saladas. Por vezes, as vodkas são aromatizadas com um extrato.

31.SOURSOP

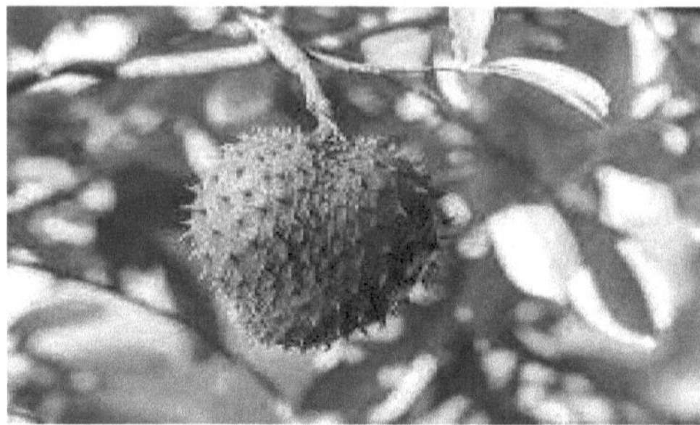

Fontes biológicas: A árvore Annona muricata produz o fruto tropical conhecido como graviola ou graviola. A graviola provém da própria planta, que é a sua fonte biológica. A árvore dá frutos e outros elementos da árvore - como as folhas e as sementes - são também utilizados na medicina tradicional devido às suas possíveis vantagens para a saúde.

Família: Folhas de gravioleira

Partes utilizadas: Folhas de gravioleira

Constituintes químicos: O fruto, as sementes e as folhas da graviola contêm a substância química ananacina. A anonamina é um alcaloide da classe da aporfina com um grupo de amónio quaternário que se encontra nas folhas da Annona muricata. A lichexantona, um membro da classe das xantonas, também está presente na planta.

Descrição: Pequena e erecta, a Annona muricata é uma árvore de folha perene com uma altura máxima de 9,1 metros. Os ramos jovens são peludos. As folhas são de forma oval a oblonga, com dimensões de 3 mm a 7 mm de largura e 8 cm a 16 cm de comprimento. Não têm pêlos em cima e são de cor verde-escura brilhante. Por baixo, são mais suaves e têm pêlos minúsculos ou nenhuns. Sem pêlos, os caules das folhas medem entre 4 e 13 milímetros (0,16 e 0,51 in) de comprimento.

Utilizações:

A polpa branca que pode ser consumida, algumas fibras e um caroço preto indigesto constituem a polpa do fruto. Além disso, o néctar de fruta, os batidos, as bebidas de sumo de fruta, os doces, os sorvetes e os aromas de gelado são feitos a partir da polpa. Muitos países, incluindo a Jamaica, o México, o Brasil, a Venezuela, a Colômbia e as Ilhas Fiji, consomem produtos derivados deste fruto devido ao seu cultivo generalizado. A menos que o processamento seja feito num liquidificador, as sementes são normalmente deixadas na receita e removidas durante o consumo.

32.NEEM

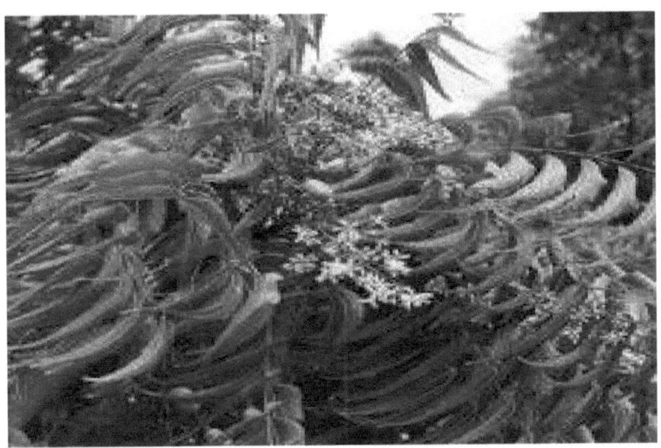

Fontes biológicas: O neem é fabricado a partir de óleo de sementes e folhas de Azadirachta indicia, frescas ou secas. J. Juss

Família: Meliaceae

Partes utilizadas: folha de neem

Constituintes químicos: Encontram-se muitos fitoquímicos no fruto, nas sementes, nas folhas, nos caules e na casca da margosa; alguns destes, incluindo a azadiractina, foram inicialmente identificados em extractos de sementes de azadirachta e foram utilizados como inseticida, inibidor de crescimento e antifeedante na década de 1960. Além disso, verificou-se que o óleo de sementes inclui beta-sitosterol, nimbolide, glicéridos, vários polifenóis, azadiractina e limonóides relacionados. Os limonóides constituem cerca de 2% do óleo amarelo e amargo, que cheira a alho. A vitamina C, os carotenos, as catequinas e a quercetina estão presentes nas folhas.

Descrição: Árvore de crescimento rápido, a margosa pode atingir uma altura de 15-20 metros e, esporadicamente, 35-40 metros. É uma árvore perene, perdendo muitas folhas nos meses áridos de inverno. Os ramos são extensos e largos. A copa, algo redonda e densa, pode atingir um diâmetro de 20-25 m. As folhas opostas pinadas medem 20-40 cm (8-16 in) de comprimento e os seus folíolos variam em cor de verde médio a verde escuro, medindo 3-8 cm (1+1/4-3+1/4 in). O folheto terminal está frequentemente ausente. Os pecíolos são curtos. Panículas axilares de até 25 cm de comprimento, com flores brancas e perfumadas agrupadas em panículas um pouco caídas. As inflorescências ramificadas de terceiro grau produzem 250-300 flores por inflorescência. Uma flor tem 5-6 mm (3-16-1-4 in) de comprimento e 8-11 mm (5-16-7-16 in) de largura. Na mesma árvore, coexistem flores masculinas e bissexuais, prostandras.

Utilizações:

Embora os produtos da árvore da margosa tenham sido utilizados durante gerações na medicina tradicional indiana para tratar reumatismo e doenças da pele, não existem dados clínicos suficientes para apoiar os benefícios da utilização da margosa na medicina. Adultos: Não existem dosagens conhecidas e, embora o uso de margosa a curto prazo pareça seguro, o uso prolongado pode danificar os rins ou o fígado; o óleo de margosa é venenoso e pode ser fatal em crianças pequenas. A margosa também pode resultar em baixo nível de açúcar no sangue, infertilidade e abortos espontâneos.

33.FRANKINCENSE

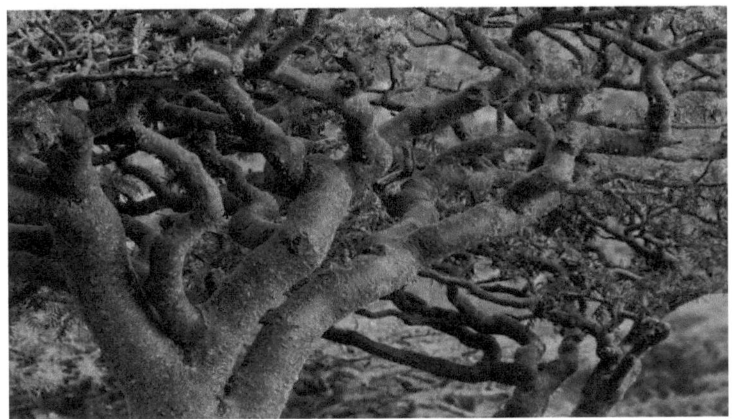

Fontes biológicas: É obtido a partir de árvores do género Boswellia

Família: Burseraceae

Partes utilizadas: A resina da árvore Boswellia,

Constituintes químicos:

O incenso contém uma série de componentes químicos, alguns dos quais são listados abaixo:

1. Resina ácida, fórmula $C_{20}H_{32}O_4$, solúvel em álcool (6%).

2. goma (30-36%) goma (como a goma arábica)

3. Ácido 3-boswellico (Boswellia sacra) acetil-beta

4. Boswellia sacra, a fonte do ácido alfa-boswelico

5. Acetato de cinnasol, $C_{21}H_{34}O_3$,

6. Ácido olibânico felandreno

Descrição: Quando as árvores têm oito ou dez anos de idade, começam a produzir resina. Como as últimas colheitas têm uma maior concentração de terpenos, sesquiterpenos e diterpenos perfumados, produzem as melhores lágrimas quando colhidas duas ou três vezes por ano. As resinas de melhor qualidade são geralmente as mais opacas. A principal fonte de resina barata da Igreja Católica Romana vem do Corno de África.

Utilizações:

Utilizando o incenso e o naptron, os egípcios limpavam as cavidades dos corpos antes da mumificação. Na medicina persa, é utilizado para tratar úlceras estomacais, gastrite e diabetes. Nas religiões abraâmicas, o óleo é utilizado para abençoar pessoas e limpar edifícios e casas de energias negativas. É também utilizado em exorcismos (como o bakhoor, frequentemente visto nas civilizações do Golfo Pérsico, distribuindo os fumos pelo corpo).

34. WHITE WILLOW

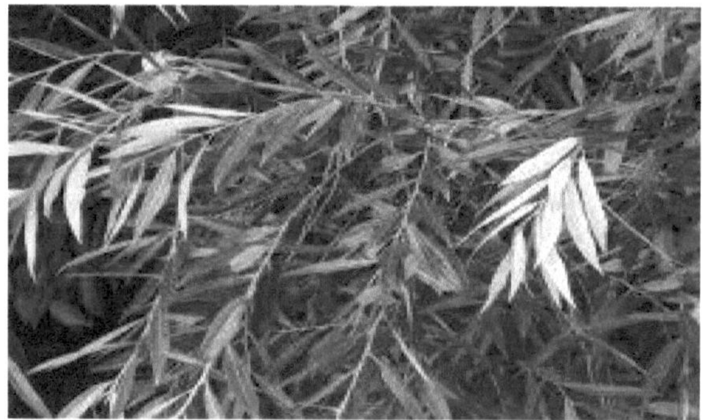

Fontes biológicas: É obtido a partir de árvores, arbustos e salgueiros do género Salix

Família: Salicaceae

Partes utilizadas: casca de salgueiro branco.

Constituintes químicos: A salicina, uma substância natural semelhante à aspirina, encontra-se no salgueiro branco (Salix alba). Após a ingestão, a salicina é transformada pelo organismo em ácido salicílico, que tem propriedades anti-inflamatórias e analgésicas. Outros componentes que podem contribuir para as qualidades terapêuticas da planta são os flavonóides e os polifenóis.

Descrição: Os salgueiros têm raízes enormes, fibrosas e frequentemente estoloníferas; têm também madeira macia, geralmente maleável e áspera; e têm também uma abundância de seiva aquosa da casca, que é altamente carregada com ácido salicílico. As partes aéreas da planta produzem facilmente raízes, que se destacam pelo seu tamanho, resistência e vontade de sobreviver. As folhas são geralmente alongadas, mas também podem ser ovais ou circulares, e muitas vezes têm bordas serrilhadas.

Utilizações:

Alívio da dor: Contém salicina, um composto natural semelhante à aspirina, o que faz com que seja historicamente utilizado para o alívio da dor, incluindo dores de cabeça e dores musculares.

Anti-inflamatório: A casca do salgueiro branco tem propriedades anti-inflamatórias, potencialmente úteis para condições que envolvem inflamação.

Redução da febre: Tem sido utilizada para baixar a febre devido às suas propriedades antipiréticas.

Condições das articulações: Alguns utilizam-no para aliviar os sintomas da osteoartrite e da artrite reumatoide devido aos seus efeitos anti-inflamatórios.

Condições da pele: Aplicado topicamente, pode ser utilizado para doenças de pele como o acne e o eczema.

35.AIPO

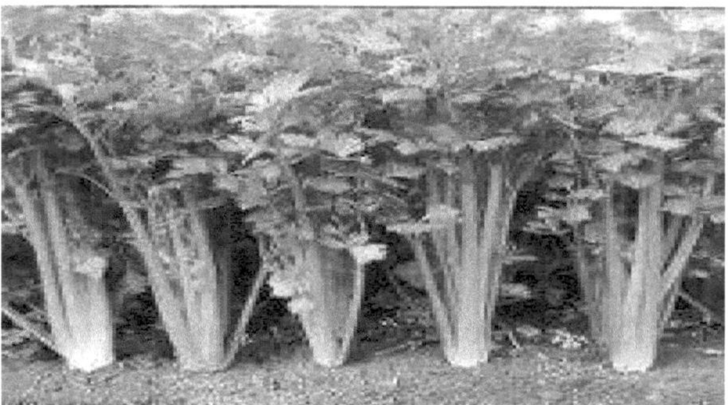

Fontes biológicas: As fontes biológicas do aipo incluem:

Talos: A parte mais consumida do aipo é o talo estaladiço. É rico em água e tem uma textura suave e estaladiça.

Folhas: As folhas de aipo são muitas vezes utilizadas como uma erva saborosa na cozinha ou como guarnição. Têm um sabor mais intenso do que os talos.

Sementes: As sementes de aipo são pequenas, castanhas e têm um sabor forte. São utilizadas como especiaria em várias cozinhas e acredita-se que também têm propriedades medicinais.

Família: Apiaceae

Partes utilizadas: Sementes e folhas de aipo.

Constituintes químicos: 15% do aipo é constituído por óleo gordo, que é composto pelos seguintes ácidos gordos: ácido palmítico, ácido oleico, ácido linoleico, ácido linoleico (18%) e ácido petroselénico (64,3%). Os ftalídeos apresentam numerosas vantagens para a saúde, nomeadamente o sedanenaloide.

Descrição: As folhas de aipo têm folhetos rômbicos com 3-6 centímetros de comprimento e 2-4 cm de largura. As folhas do aipo são pinadas a bipinadas. Produzidas em umbelas compostas grossas, as flores branco-creme têm um diâmetro de 2-3 mm (32-1/8 in). As sementes são largas, ovóides a globosas, com 1,5-2 mm (1/16-5/64) de comprimento e largura. As cultivares modernas seleccionadas têm um hipocótilo grande, talos de folhas ou pecíolos firmes. Os "cordões" que são compostos por células de colênquima angulares que estão localizadas fora dos feixes vasculares separam-se facilmente de um talo de aipo.

Utilizações:

As folhas de aipo são normalmente utilizadas na culinária como uma alternativa algo picante à pimenta preta, acrescentando corpo e profundidade aos pratos. As folhas de aipo secas funcionam bem como tempero polvilhado sobre peixe e carnes cozidos, fritos ou assados. Também podem ser utilizadas como parte de uma mistura de temperos frescos que sabe bem em sopas e guisados. Também podem ser utilizadas como guarnição, adicionadas a uma salada ou comidas cruas.

36.MISTLETOE

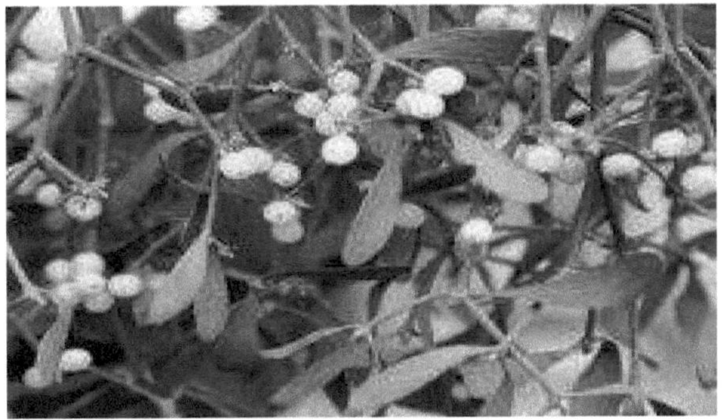

Fontes biológicas: A planta parasita conhecida como visco cresce normalmente nos ramos das árvores. O visco é uma planta que cresce em muitas espécies diferentes em todo o mundo. Obtém a sua água e nutrientes da árvore hospedeira. A espécie mais popular, conhecida como visco europeu (Viscum album), está frequentemente ligada a costumes sazonais. Esta espécie parasita frequentemente árvores de folha caduca, incluindo o espinheiro, a macieira e o carvalho.

Família: Loranthaceae, Misodendraceae e Santalaceae

Partes utilizadas: A medicina tradicional utiliza as folhas, as bagas e o caule da planta do visco para tratar uma grande variedade de doenças.

Constituintes químicos: Os componentes químicos primários das espécies de Viscum L. incluem alcalóides, ácidos fenólicos, lectinas, flavonóides, terpenóides, esteróis e fenilpropanóides.

Descrição: A planta visco é hemiparasita e distingue-se pelas suas bagas brancas e folhagem verde. Forma frequentemente cachos em forma de bola nas árvores de folha caduca. Representa o amor e é frequentemente utilizado em decorações, especialmente durante a época festiva. Historicamente, está ligada aos costumes festivos.

Utilizações:

Embora a sua eficácia seja discutível, o visco tem sido historicamente utilizado para fins medicinais em várias culturas. O visco pode ser perigoso, por isso é importante lembrar que a sua utilização medicinal deve ser feita com cuidado.

37.BLADDERWRACK

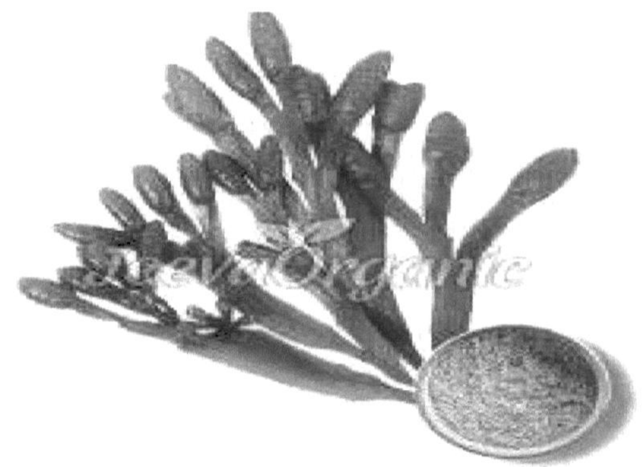

Fontes biológicas: As algas marinhas, como a bladderwrack, encontram-se sobretudo em habitats marinhos. Esta alga marinha é castanha e pertence ao género Fucus. A bladderwrack é abundante em iodo e outros nutrientes e é colhida em costas rochosas e zonas intertidais. Deve ser colhida em cursos de água limpos para garantir a sua qualidade e reduzir a possibilidade de contaminação.

Família: Fucaceae

Partes utilizadas: extrato de toda a planta, incluindo o talo (o corpo principal da alga).

Componentes químicos: Bladderwrack é um tipo de alga marinha que tem diferentes componentes químicos. Os elementos essenciais incluem manitol, ácido algínico, fucoidan, iodo e outros minerais como potássio, magnésio e cálcio. Para além disso, tem antioxidantes, vitaminas e minerais vestigiais. Não esquecer que certos elementos, como a localização e as circunstâncias ambientais, podem afetar a composição exacta.

Descrição: As frondes de F. vesiculosus atingem 150 cm de comprimento e 2,5 cm de largura e têm uma nervura central proeminente. Está fixada por um suporte basal em forma de disco. Possui bexigas de ar quase esféricas, geralmente emparelhadas uma de cada lado da nervura central, mas que podem estar ausentes nas plantas jovens. A margem é lisa e a fronde é dicotomicamente ramificada. É por vezes confundido com o Fucus spiralis, com o qual hibridiza, e é semelhante ao Fucus serratus.

Utilizações:

Uma espécie de alga marinha que pode ser utilizada para muitos fins é a bladderwrack. Pode ajudar a função da tiroide e tem um elevado teor de iodo. Além disso, é utilizada por algumas pessoas como suplemento vitamínico e mineral, para problemas de pele e para controlar o peso. No entanto, é melhor falar com um profissional de saúde antes de o utilizar, uma vez que a sua eficácia e segurança podem variar.

38. GRITO DO DIABO

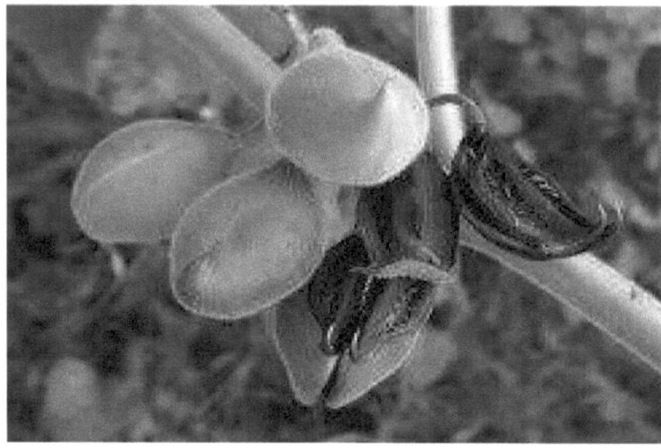

Fontes biológicas: A garra-do-diabo, cientificamente conhecida como Harpagophytum procumbens, é uma planta nativa do deserto do Kalahari, na África Austral. A fonte biológica da garra-do-diabo são as suas raízes tuberosas, que são colhidas para fins medicinais. Estas raízes contêm compostos activos, como o harpagosídeo, que se acredita ter propriedades anti-inflamatórias. A planta tem sido tradicionalmente utilizada na medicina herbal para tratar vários problemas de saúde, nomeadamente dores e inflamações nas articulações.

Família: Pedaliaceae

Peças utilizadas:

Constituintes químicos: A planta conhecida como garra-do-diabo, Harpagophytum procumbens, tem sido utilizada como redutor da febre e analgésico. Os principais componentes químicos do Harpagophytum são os glicosídeos interiridóides, os flavonóides, os ácidos aromáticos e os fitoesteróis. Os componentes que parecem ser particularmente importantes para fins terapêuticos são os glicosídeos presentes nos tubérculos da planta.

Descrição: A garra-do-diabo inclui ingredientes que lhe dão um sabor amargo, mas não tem cheiro. É uma planta perene com folhas que se ramificam a partir das suas raízes e rebentos. A partir das raízes principais crescem raízes subsidiárias conhecidas como tubérculos. Tanto os tubérculos como as raízes são utilizados para fins medicinais.

Utilizações:

1. **Desconforto nas costas.** As dores lombares parecem ser atenuadas pela ingestão de garra-do-diabo. Alguns medicamentos anti-inflamatórios não esteróides (NSAIDs) e a garra do diabo parecem funcionar de forma semelhante.

2. **Osso artrítico.** A garra-do-diabo tomada por via oral, em combinação com outras substâncias, ou em adição a medicamentos anti-inflamatórios não esteróides (AINEs) parece diminuir a dor da osteoartrite. A quantidade de AINEs utilizados para o tratamento da dor parece ser reduzida para alguns utilizadores da garra do diabo.

39.CALENDULA

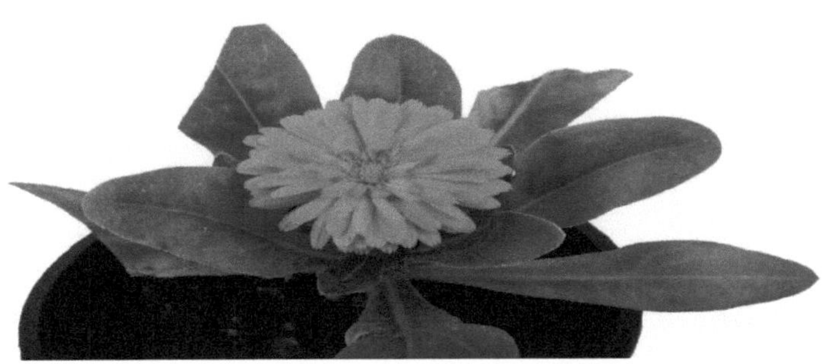

Fontes biológicas: Uma planta com flor popular utilizada tanto para fins culinários como medicinais é a calêndula, por vezes referida como calêndula. Uma das espécies de calêndula que provém da região mediterrânica é a Calendula officinalis. Os flavonóides, triterpenóides e outras substâncias bioactivas abundam nas flores cor de laranja ou amarelas que são produzidas por esta planta. Os efeitos antioxidantes e anti-inflamatórios da calêndula são facilitados por estas substâncias. Medicamentos à base de plantas, artigos de saúde e decoração de jardins são apenas algumas das utilizações da calêndula.

Família: Asteraceae

Partes utilizadas: Pétalas da flor da planta de calêndula.

Constituintes químicos: As flores de C. officinalis contêm um glucósido sesquiterpénico, glicosídeos flavonóis, oligoglicosídeos do tipo triterpeno (tipo oleanano) e saponinas.

Descrição: As plantas de calêndula, anuais ou perenes, têm caules lisos, glandulares ou cerosos. As folhas básicas são transportadas esporadicamente ao longo dos caules e podem ter alguns dentes. Algumas espécies têm folhas que se agarram na base e são sésseis, o que significa que não têm um caule. As flores de raios amarelos ou cor de laranja e o disco central amarelo, vermelho ou púrpura constituem as flores compostas, que nascem individualmente. Os frutos são os aquénios curvos.

Utilizações:

Os compostos da calêndula podem inibir o inchaço da boca e da garganta e promover o crescimento de novos tecidos nas feridas. Infecções, erupções cutâneas, feridas, inflamações e muitas outras doenças são frequentemente tratadas com flores de calêndula. A calêndula não é, no entanto, fortemente apoiada pela investigação para qualquer uso.

40.GUGGULA

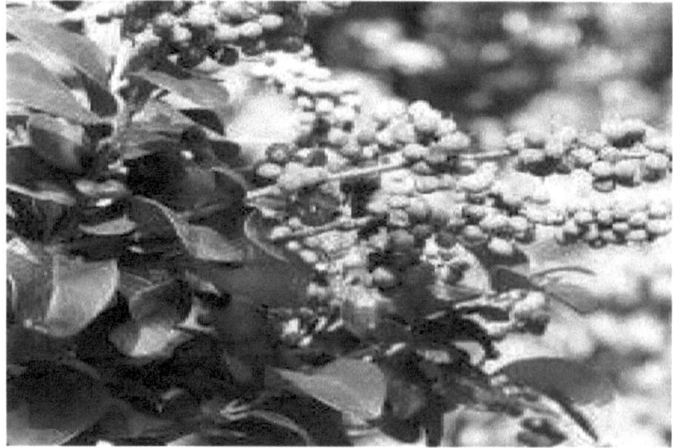

Fontes biológicas: A casca da árvore da mirra Mukul, Commiphora mukul, que cresce no norte da Índia, na Ásia Central e no Norte de África, liberta guggul, uma resina oleosa aromática ou perfumada.

Família: Burseraceae

Partes utilizadas: a raiz e as folhas

Constituintes químicos: A goma (32%) e o óleo essencial (1,45%) estão presentes no guggal, juntamente com esteróis (guggulsteróis I-VI, β-sitosterol, colesterol, Z- e E-guggulsterona), açúcares (sacarose, frutose), aminoácidos, α-canforeno, cembreno, alilcembrol, flavonóides (quercetina e seus glicosídeos), ácido elágico, álcool miricílico, tetrols alifáticos.

Descrição: Lágrima viscosa de cor castanha, variando entre o amarelo dourado e o castanho, o gurgal pode ser encontrado em fragmentos ou combinado com caules e cascas. Transforma-se numa emulsão de leite quando entra em contacto com a água. Tem um sabor áspero e pungente com um toque balsâmico.

Utilizações:

Os maus colesteróis, ou LDL e VLDL, são consideravelmente reduzidos nos triglicéridos e no colesterol séricos durante a toma de guggal. Além disso, suprime a agregação plaquetária, aumenta os níveis de colesterol HDL (o bom colesterol) e estimula a tiroide para aumentar potencialmente a termogénese e provocar a redução de peso. Para além disso, a goma tem propriedades emenagogas, afrodisíacas, expectorantes, antibacterianas, adstringentes e artrite-reumáticas. Amigdalite, faringite, garganta ulcerada e doenças dentárias podem beneficiar da utilização da resina como loção ou gargarejo.

REFERÊNCIAS

1. https://www.google.com/url?sa=t&source=web&rct=j&opi=89978449&url=https://timesofindia.indiatimes.com/life-style/beauty/web-stories/10-anti-ageing-herbs-that-can-help-you-look-younger/photostory/80790429.cms&ved=2ahUKEwjkk6Ggi6GDAxW9yjgGHV7NDa4QFnoECBAQBQ&usg=AOvVaw1_Q1rO_RvrrUynAbFvojqH

2. https://www.aad.org/public/everyday-care/skin-care-secrets/anti-aging

3. Estratégias anti-envelhecimento da pele. Ruta Ganceviciene, 1 , † Aikaterini I. Liakou, 2 , † Athanasios Theodoridis, 2 , † Evgenia Makrantonaki, 2 e Christos C. Zouboulis 2

4. https://www.healthline.com/nutrition/basil. Manjericão: Nutrição, benefícios para a saúde, utilizações e muito mais Por Marsha McCulloch, MS, RD

5. https://www.washcoll.edu/learn-by-doing/food/plants/lamiaceae/ocimum-basilicum.php

6. Jirovetz, L.; Buchbauer, G.; Shafi, M. P.; Kaniampady, M. M. Chemotaxonomical Analysis of the Essential Oil Aroma Compounds for Four Different Ocimum Species from Southern India (Análise quimiotaxonómica dos compostos aromáticos do óleo essencial de quatro espécies diferentes de Ocimum do Sul da Índia). Eur. Food Res. Technol. 2003, 217, 120-124. DOI: 10.1007/s00217-003-0708-1. Ver [Web of Science ®], [Google Scholar]

7. Calin-Sanchez, d.; Lech, K.; Zumny, d.; Figiel, d.; Carbonell-Barrachina, A. A. Composição Volátil do Óleo Essencial de Manjericão Doce (Ocimum Basilicum L.) Conforme Afetado pelo Método de Secagem. Food Res. Int. 2012, 48, 217-225. DOI: 10.1016/j.foodres.2012.03.015. Ver [Web of Science ®], [Google Scholar]

8.   d kbari, G. d .; Binesh, S.; Ramshini, H.; Soltani, E.; d mini, F.; Mirfazeli, M. S. Seleção de famílias de irmãos completos de manjericão (Ocimum Basilicum L.) a partir de diversas variedades de terra. J. Appl. Res. Med. Aromat. Plants. 2019, 12, 66-72. DOI: 10.1016/j.jarmap.2018.12.003. [Web of Science ®], [Google Scholar]

9. Canela: Uma Planta Medicinal Multifacetada Pasupuleti Visweswara Rao 1 , 2 ,* e Siew Hua Gan 2

10. Sangal A. Role of cinnamon as beneficial antidiabetic food adjunct: a review. Avanços na investigação científica aplicada. 2011;2(4):440-450. [Google Scholar]

11. Huang T-C, Fu H-Y, Ho C-T, Tan D, Huang Y-T, Pan M-H. Indução de apoptose pelo cinamaldeído da canela indígena Cinnamomum osmophloeum Kaneh através da produção de espécies reactivas de oxigénio, depleção de glutatião e ativação de caspase em células de leucemia humana K562. Food Chemistry. 2007;103(2):434-443. [Google Scholar].

12. Chang C-W, Chang W-L, Chang S-T, Cheng S-S. Actividades antibacterianas de óleos essenciais de plantas contra o anti-envelhecimento. Water Research. 2008;42(1-2):278–286. [PubMed] [Google Scholar]

13. Zingiber officinale". Rede de informação sobre recursos de germoplasma. Serviço de Investigação Agrícola, Departamento de Agricultura dos Estados Unidos. Recuperado em 10 de dezembro de 2017

14. Sutarno H, Hadad EA, Brink M (1999). "Zingiber officinale Roscoe". Em De Guzman CC, Siemonsma JS (eds.). Plant resources of South-East Asia: no.13: Spices. Leiden (Países Baixos): Backhuys Publishers. Pp. 238-244.

15. https://www.pharmacy180.com/article/ginger-271/

16. Trease and Evans' Pharmacognosy, 16e (Evans, Trease and Evans Pharmacognosy)

17. Ara DerMarderosian, et. Al. The Review of Natural Products 4th Edition.

18. Kokate, C. K.; Gokhale, S. B.; Purohit, d . P. d textbook of Pharmacognosy, 29th ed.; Nirali Prakashan: Pune, 2009

19. Ginkgo biloba", World Checklist of Selected Plant Families, Royal Botanic Gardens, Kew, consultado em 8 de junho de 2017

20. Ginkgo". Centro Nacional de Saúde Complementar e Integrativa, Institutos Nacionais de Saúde dos EUA. 1 de agosto de 2020. Recuperado em 19 de fevereiro de 2021

21. https://www.pharmacy180.com/article/ginkgo-198/#:~:text=As%20folhas%20de%20Ginkgo%20são,biloba%2C%20pertencentes%20à%20família%20Ginkgoaceae.&text=Biological%20Source-,The%20leaves%20of%20Ginkgo%20are%20obtained%20from%20the%20dioeceous,biloba%2C%20belonging%20to%20family%20Ginkgoaceae.&text=It%20is%20a%20native%20to,ornamentally%20in%20many%20temperate%20regions.

22. Ahumada F, Aspee F, Wikman G, e et al. Extrato de Withania somnifera. O seu efeito na pressão sanguínea arterial em cães anestesiados. Phytotherapy Research 1991;5:111-114.

23. Anbalagan, K. e Sadique, J. Influência de um medicamento indiano (Ashwagandha) nos reactores de fase aguda na inflamação. Indian J Exp Biol. 1981;19(3):245-249

24. Fontes biológicas de ashwagandha. Renee A. Bellanger Pharm.D, Christina M. Seeger CPhT, MLS, AHIP, em Efeitos secundários dos medicamentos anuais, 2021 .

25. Fontes biológicas de ashwagandha. Renee A. Bellanger Pharm.D, Christina M. Seeger CPhT, MLS, AHIP, em Efeitos secundários dos medicamentos anuais, 2021 .

26. https://www.pharmacy180.com/article/ginseng-187/#google_vignette

27. https://www.worldscientific.com/doi/abs/10.1142/S0147291777000209#:~:text=Th
ese%20include%20ginseng%20saponins%2C%20ginseng,have%20been%20isolate
d%20and%20characterized.

28. Variedades de Ginseng e Glossário - Departamento de Conservação Ambiental do
NYS". www.dec.ny.gov. Recuperado em 2020-07-29

29. Dean, Sam (21 de junho de 2013). "A etimologia do orégano e da manjerona". Bom
apetite. Recuperado em 9 de outubro de 2023.

30. Oregano and Marjoram". Ministério da Agricultura, Alimentação e Assuntos Rurais
de Ontário, Guelph, Canadá. 17 de outubro de 2012. Recuperado em 31 de janeiro de
2017.

31. Orégãos, Origanum vulgare L." Kew World Checklist of Selected Plant Families,
Royal Botanic Gardens, Kew, Richmond, Surrey, Reino Unido. 2017.

32. https://www.britannica.com/plant/oregano/additional-info

33. Rosemary. Drew, Bryan T.; González-Gallegos, Jesús Guadalupe; Xiang, Chun-Lei;
Kriebel, Ricardo; Drummond, Chloe P.; Walker, Jay B.; Sytsma, Kenneth J. (2017).
"Sálvia unida: O maior bem para o maior número". Taxon. 66 (1): 133-145.
Doi:10.12705/661.7. S2CID 90993808

34. Rosemary". Nomes de plantas da Califórnia. Recuperado em 19 de dezembro de
2022.

35. https://en.m.wikipedia.org/wiki/Rosemary

36. Química, farmacologia e propriedades medicinais da salva (Salvia) na prevenção e
cura de doenças como a obesidade, a diabetes, a depressão, a demência, o lúpus, o
autismo, as doenças cardíacas e o cancro. Mohsen Hamidpour,1 Rafie Hamidpour,2
Soheila Hamidpour,3 e Mina Shahlari4

37. Nikavar B, Abolhasani L, Izadpanah H. Actividades inibidoras da alfa-amilase de seis espécies de sálvia. Iran J Pharm Res. 2008;7:297-303. [Google Scholar]

38. Smidling D, Mitic-Culafic D, Vukovic-Gacic B, Simic D, Knezevic-Vukcevic J. Avaliação da atividade antiviral de extractos fraccionados de Sage Salvia officinalis L (Lamiaceae) d rch Biol Sci Belgrade. 2008;60:421-9. [Google Scholar].

39. Bhattacharya, d .; Chatterjee, d .; Ghosal, S.; Bhattacharya, S. K. (1999). "Atividade antioxidante dos princípios activos tanóides de Emblica officinalis (amla)". Jornal Indiano de Biologia Experimental. 37 (7): 676-680.

40. Dharmananda S (setembro de 2003). "Emblic myrobalans (Amla)". Instituto de Medicina Tradicional. Arquivado do original em 2005-09-01.

41. https://www.pharmacy180.com/article/amla-318/

42. https://pharmeasy.in/blog/health-benefits-of-tulsi/ Tulsi (Manjericão Sagrado): Benefícios para a saúde, utilizações e valor nutricional Por Dr. Prachi Garg

43. https://www.pharmacy180.com/article/tulsi-246/

44. Tulsi - Ocimum sanctum: Uma erva para todas as razões - Marc Maurice Cohen

45. Benefícios da Cúrcuma - Mary-Eve Brown, R.D.N., C.S.O., L.D.N.

46. Cúrcuma". Dictionary.com Unabridged (Online). N.d.

47. Açafrão-da-terra". Centro Nacional de Saúde Complementar e Integrativa, Institutos Nacionais de Saúde dos EUA. maio de 2020. Recuperado em 25 de novembro de 2020

48. Bakuchi: Usos, benefícios, dosagem e efeitos colaterais Por Dr. Siddharth Gupta: Nov 6, 2023

49. BAKUCHI | Portal Nacional de Saúde da Índia [Internet]. [citado 2022 Feb 14]. Disponível em: https://www.nhp.gov.in/bakuchi_mtl

50. Shaikh HS, Shaikh SS. Babchi (Psoralea corylifolia): De uma variedade de aplicações medicinais tradicionais aos seus novos papéis em várias doenças: A Review. Jornal Asiático de Farmácia e Tecnologia [Internet]. 2021 Aug 14 [citado 2022 Feb 14];11(3):238-44. Disponível em: https://ajptonline.com/AbstractView.aspx?PID=2021-11-3-9

51. Syzygium aromaticum (L.) Merr. & L.M.Perry". Rede de informação sobre recursos de germoplasma. Serviço de Investigação Agrícola, Departamento de Agricultura dos Estados Unidos. Recuperado em 9 de junho de 2011.

52. https://www.pharmacy180.com/article/clove-247/

53. Quais são os benefícios do tomilho? Revisão médica por Natalie Butler, R.D., L.D. - Por Adam Felman em 23 de agosto de 2018

54. Stahl-Biskup, E; Venskutonis, RP (2012). "27 - Tomilho". Em Peter, K V (ed.). Manual de ervas e especiarias. Série Woodhead Publishing em Ciência, Tecnologia e Nutrição de Alimentos. Vol. 1. De 2 volumes (2nd ed.). Universidade de Hamburgo, Alemanha & Universidade de Tecnologia de Kaunas, Lituânia: Woodhead Publishing. Pp. 499-525. Doi:10.1533/9780857095671.499. ISBN 9780857090393. Recuperado em 17 de junho de 2021 - via Microsoft Bing, Science Direct.

55. Peter, K.V. (2012). Manual de ervas aromáticas e especiarias Volume 2

56. Plantas do Mundo Online. Jardim Botânico Real, Kew. 2022. Recuperado em 16 de dezembro de 2022.

57. https://www.pharmacy180.com/article/aloe-170/#google_vignette

58. https://www.niehs.nih.gov/health/topics/agents/aloe/index.cfm#:~:text=Tradicional
mente%2C%20o%20gel%20claro%20de,
tomado%20oralmente%20como%20um%20laxante

59. Cecchini, T.: Enciclopedia de las hierbas y de las plantas medicinales. Barcelona, Ed. De Vecchi, 1979.

60. Robineau, L.: Hacia una farmacopea caribeña. Sto. Domingo, Enda-Caribe/UNAH, 1991: 475.

61. https://www.webmd.com/vitamins/ai/ingredientmono-890/avocado

62. Equisetum L." Plantas do Mundo Online. Conselho de Administração do Royal Botanic Gardens, Kew. 2017. Recuperado em 23 de agosto de 2020

63. https://crops.extension.iastate.edu/encyclopedia/equisetum-biology-and-management

64. https://www.phcogj.com/tags/horsetail-herb

65. Noz-moscada e seus derivados (revisão)". Organização das Nações Unidas para a Alimentação e a Agricultura (FAO). setembro de 1994. Arquivado do original em 30 de outubro de 2018. Recuperado em 29 de outubro de 2018.

66. https://www.pharmacy180.com/article/nutmeg-249/

67. Dhanya, Bhaskar; Viswanath, Syam; Purushothman, Seema (2010). "Conservação do sândalo (Santalum album L.) no sul da Índia: A review of policies and their impacts". Jornal de Agricultura Tropical. 48 (1-2): 1-10. Obtido em 12 de junho de 2010.

68. https://www.pharmacy180.com/article/condensed-tannins---ashoka-321/#:~:text=Fonte%20biológica,.%2C%20pertencente%20à%20família%20Legu
minosae.

69. Actividades biológicas de extractos brutos e constituintes químicos de Bael-Pallab Maity et al. Indian J Exp Biol. 2009 Nov.

70. Centella asiatica - Fitoquímica e mecanismos de neuroprotecção e melhoria cognitiva. Nora E. Gray,1 Armando Alcazar Magana,2 Parnian Lak,2 Kirsten M. Wright,1 Joseph Quinn,1,3 Jan F. Stevens,4,5 Claudia S. Maier,4,5 e Amala Soumyanath1

71. https://www.sciencedirect.com/topics/agricultural-and-biological-sciences/gynostemma-pentaphyllum

72. Metabolitos secundários de plantas com eficácia hepatoprotetora - Ashutosh Gupta, Abhay K. Pandey, em Nutracêuticos e produtos farmacêuticos naturais, 2019

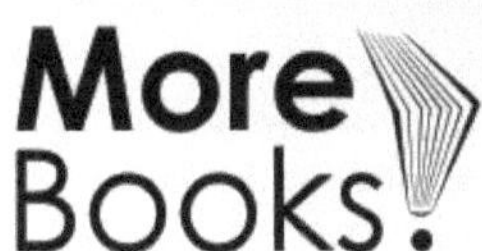
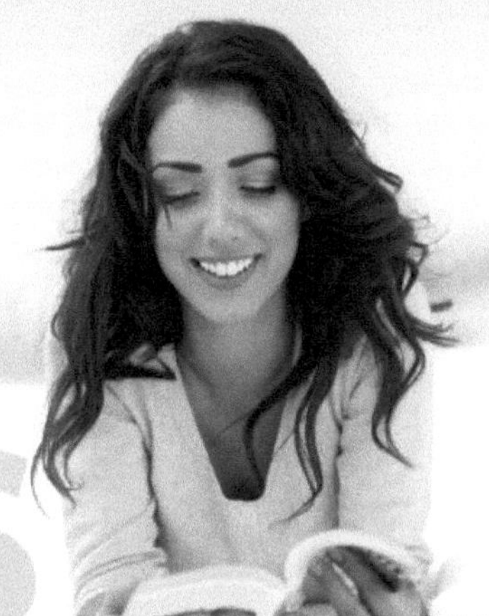

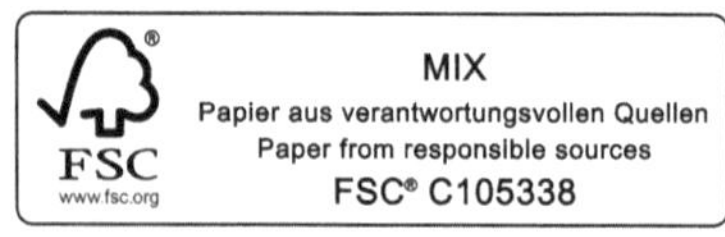

Printed by Books on Demand GmbH, Norderstedt / Germany